TOQUE TERAPÊUTICO:
CIÊNCIA E SENSIBILIDADE

CONQUISTE SAÚDE, GANHO DE MOVIMENTO, CONSCIÊNCIA CORPORAL E ALÍVIO DE DOR

Editora Appris Ltda.
1.ª Edição - Copyright© 2023 do autor
Direitos de Edição Reservados à Editora Appris Ltda.

Nenhuma parte desta obra poderá ser utilizada indevidamente, sem estar de acordo com a Lei nº 9.610/98. Se incorreções forem encontradas, serão de exclusiva responsabilidade de seus organizadores. Foi realizado o Depósito Legal na Fundação Biblioteca Nacional, de acordo com as Leis nos 10.994, de 14/12/2004, e 12.192, de 14/01/2010.

Catalogação na Fonte
Elaborado por: Josefina A. S. Guedes
Bibliotecária CRB 9/870

G244t
2023
	Garves, Wilson Cezar
	    Toque terapêutico : ciência e sensibilidade : conquiste saúde, ganho de movimento, consciência corporal e alívio de dor / Wilson Cezar Garves. – 1. ed. – Curitiba : Appris, 2023.
	    313 p. ; 23cm. – (Multidisciplinaridade em saúde e humanidades).
	
	    ISBN 978-65-250-4842-0
	
	    1. Massagem terapêutica. 2. Terapia Ocupacional. 3. Fisioterapia. I. Título. II. Série.
	                                                               CDD – 615.822

Livro de acordo com a normalização técnica da ABNT

Appris
editora

Editora e Livraria Appris Ltda.
Av. Manoel Ribas, 2265 – Mercês
Curitiba/PR – CEP: 80810-002
Tel. (41) 3156 - 4731
www.editoraappris.com.br

Printed in Brazil
Impresso no Brasil

Wilson Cezar Garves

TOQUE TERAPÊUTICO: CIÊNCIA E SENSIBILIDADE

CONQUISTE SAÚDE, GANHO DE MOVIMENTO, CONSCIÊNCIA CORPORAL E ALÍVIO DE DOR

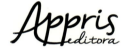

FICHA TÉCNICA

EDITORIAL	Augusto V. de A. Coelho
	Sara C. de Andrade Coelho
COMITÊ EDITORIAL	Marli Caetano
	Andréa Barbosa Gouveia - UFPR
	Edmeire C. Pereira - UFPR
	Iraneide da Silva - UFC
	Jacques de Lima Ferreira - UP
SUPERVISOR DA PRODUÇÃO	Renata Cristina Lopes Miccelli
PRODUÇÃO EDITORIAL	Jibril Keddeh
REVISÃO	Mateus Soares de Almeida
DIAGRAMAÇÃO	Andrezza Libel
CAPA	Sheila Alves
REVISÃO DE PROVA	Jibril Keddeh

COMITÊ CIENTÍFICO DA COLEÇÃO MULTIDISCIPLINARIDADES EM SAÚDE E HUMANIDADES

DIREÇÃO CIENTÍFICA Dr.ª Márcia Gonçalves (Unitau)

CONSULTORES Lilian Dias Bernardo (IFRJ)

Taiuani Marquine Raymundo (UFPR)

Tatiana Barcelos Pontes (UNB)

Janaína Doria Líbano Soares (IFRJ)

Rubens Reimao (USP)

Edson Marques (Unioeste)

Maria Cristina Marcucci Ribeiro (Unian-SP)

Maria Helena Zamora (PUC-Rio)

Aidecivaldo Fernandes de Jesus (FEPI)

Zaida Aurora Geraldes (Famerp)

Dedico este livro a Meir Schneider e Beatriz Nascimento pelos ensinamentos e inspiração inicial; às inúmeras pessoas que um dia me procuraram em busca de um toque que pudesse lhes proporcionar bem-estar, saúde e uma condição de vida melhor.

A todos vocês, rendo-me no amor e na gratidão pelo aperfeiçoamento de minhas mãos e das intenções que as movem.

AGRADECIMENTOS

Agradecer é uma maneira de reconhecer o quanto a vida das pessoas são importantes e como a vida fica melhor com a presença delas. No que tange à inspiração e concretização deste livro, honro e agradeço:

A Meir Schneider e Beatriz Nascimento, por tornar públicos tanta sabedoria e conhecimento.

Às professoras doutoras Jussara Mesquita Pinto e Léa Beatriz Teixeira Soares, pela confiança inicial e pelo apoio em todos os momentos.

Aos pacientes de quase três décadas, por me inspirarem e motivarem a ser um profissional melhor. Sem vocês nada disso teria nascido.

Aos alunos dos cursos de formação, por buscarem conhecimento que incluísse ciência e aperfeiçoamento da sensibilidade.

Aos colegas do Método Meir Schneider – Self Healing, pelas trocas e apoios.

Ao Dr. Eduardo Tokura, Dr.ª Elisa Kajihara, Dr.ª Glória Nilda Velasco e Onete Coutinho pela revisão e sugestões.

Ao Artur Santi, Emerson Mousinho, Dr. Felix Sanchez, Hamilton Faria, Leonora Garves, Rita Joly e Silvia Merkel, pelos pitacos, apoio e ajuda.

Ao Adalberto Luís de Oliveira, pela preparação e edição de textos.

À Dr.ª Norma Yamanouye, pela enorme contribuição com as pesquisas e atualizações de dados científicos, presentes na obra.

À Editora Appris e toda equipe, pelo trabalho profissional e eficiente.

Ao meu irmão Luiz Carlos Garves, pelo espírito generoso e amigo de toda a vida, que aqui se manifesta em profissionalismo com o trato das fotos presentes neste livro.

À Dr.ª Nancy Pudo (*in memoriam*), pelos conselhos e pela vida exemplar.

À minha família, por tanto ensinamento e por dar mais sentido à minha vida. Aqui os represento na figura dos sobrinhos Diego Lucas, José Daniel, Karoany, Laíny, Mikaely, Leandro e Marcus Vinicius, que prontamente aceitaram ser modelos nas fotos.

A Alessandra Ribeiro, pelo apoio e pela presença em todos os momentos.

A Eduvirges Araujo, minha mãe, por ensinar não em palavras, mas em gestos, que a vida se torna um lugar muito melhor se for o amor o que nos move.

Os terapeutas não irão curar seus pacientes;
eles simplesmente os guiarão no caminho da autocura.

(Meir Schneider)

PREFÁCIO

Vivemos numa época intensa, controversa e instigante: muito ativismo, informação e poucas pausas para reflexão. Usar o tempo para ler, sentir e pensar é, às vezes, considerado supérfluo e até desnecessário. Wilson Cezar Garves, como autor desta obra e como terapeuta, indo na contramão dessa onda, leva-nos a buscar, perceber e aprimorar o saber e o toque em direção à cura, na busca de um novo equilíbrio.

Sua trajetória profissional forjou um terapeuta de mão cheia, muito dedicado à atividade clínica, à educação continuada e à investigação científica. Nosso convívio foi ímpar, por sua prodigiosa dedicação e busca, desde sua graduação, como monitor e bolsista no Núcleo de Atenção e Pesquisa em Self-Healing, que fundamos na UFSCar. A seguir, em São Paulo, como profissional e já terapeuta do Método Meir Schneider – Self-Healing, tornamo-nos parceiros e membros da Associação Brasileira de Self-Healing, espaço em que militou e veio a ser presidente por dois mandatos. Sua generosidade expressou-se ainda em atendimentos gratuitos ou de baixo custo ao fundar o Núcleo de Apoio Integrado em Self-Healing (Nais), em seu consultório.

Sua sensibilidade permitiu que se tornasse um educador junto à sua clientela, assim como ao lado de novos terapeutas de autocura. Essa trajetória de décadas o alicerçou para identificar as lacunas de saber e nos brindar com esta bela contribuição.

Este livro, em linguagem acessível, é leve, bem ilustrado e foi elaborado para que a leitura flua de forma prazerosa e palatável. Ele nos leva graciosamente a adentrar e percorrer o labirinto enigmático do corpo humano.

O corpo humano é um universo de estruturas particulares e de intrincadas relações. As relações estabelecidas entre as diferentes estruturas são descritas, em leis gerais, pela literatura científica. O estudo desse funcionamento "normal" costuma ser minucioso, e talvez por isso a sua separação é feita em sistemas, para que nos aprofundemos e identifiquemos seu equilíbrio interno. *Toque Terapêutico: Ciência e Sensibilidade* apresenta esse saber, mas com outro viés, pois o saber científico das estruturas e funções é relativizado já que cada indivíduo, conscientemente ou não, interfere nesse equilíbrio interno.

Nesse aprendizado, de modo paulatino, também nos são acrescentados os aspectos relativos à disfunção orgânica: seja por mau funcionamento ou ausência/excesso de algum de seus componentes. Assim, somos levados a ampliar nosso olhar e nossa curiosidade para captar como cada um de nós cria novas relações internas e, por sua vez, nossa visão se expande ainda mais a tudo o que já foi dito anteriormente pela *interação* entre o profissional e o cliente, especialmente pelo trabalho a partir do toque que potencializa essa dinâmica interna e externa.

Wilson C. Garves, como um preceptor experiente em atendimentos diretos e na formação de novos profissionais do Método Meir Schneider, vai descortinando todos os meandros do atendimento com a massagem, o toque, o movimento e outros recursos do método de autocura. Descreve as diferentes técnicas de massagem a serem empregadas e ressalta a interação e a importância de capacitar o cliente a cuidar de si próprio.

Como autor, Wilson não "escondeu o leite", mas sim "abriu sua caixa de ferramentas" sobre o toque terapêutico e o método de autocura, permitindo que o livro possa ser consultado e estudado por qualquer pessoa. Esta obra se destina aos que se interessem pelos efeitos do toque terapêutico e pelas diferentes formas de tratar e prevenir doenças ou ampliar o próprio bem-estar.

Enfim, aproveitem essa oportunidade compartilhada pelo autor.

Jussara Mesquita Pinto
Léa Beatriz Teixeira Soares
Professoras doutoras, fundadoras do curso de Terapia Ocupacional UFSCar e do
Núcleo de Pesquisa e Assistência em Self-Healing, momento precursor da Associação
Brasileira de Self-Healing

APRESENTAÇÃO

Carregamos dentro de nós, no próprio corpo, uma história. Se olharmos com muita atenção, vamos perceber que em cada músculo, em cada articulação e em cada maneira de respirar há uma identidade própria. Identidade essa que não surgiu agora, mas foi criada, recriada e modelada ao longo dos anos, enquanto vivemos ou lutamos para sobreviver.

Se a vida está confortável, parece que não há com o que se preocupar com o corpo, e muito menos com a história que moldou esse corpo. Até parece um contrassenso, pois quando as coisas estão bem, a tendência "natural" é perdermos nossa consciência corporal, ficamos focados nos objetivos para os quais direcionamos nossa energia a fim de concretizar projetos ou conquistar novos horizontes. Assim, é como se a atenção ficasse projetada para fora do corpo.

Agora, se o que surge são desafios, doenças, limitações e dificuldades na maneira de enfrentar a vida, aí sim. É inevitável que tenhamos que olhar para a história inscrita no corpo, que talvez até queiramos esconder. Esconder porque não é o corpo que desejamos. Afinal, o que será que fizemos de errado? Esse olhar, nessas circunstâncias, é diferente.

Olhamos para ele, o corpo, como quem busca algo que possa renová-lo e torná-lo saudável. Queremos um corpo que nos dê um mínimo de senso de liberdade para que possamos viver, com leveza, alegria e bem-estar.

Acontece que diante dos desafios, em situações de doenças, de estresse, muitas vezes não conseguimos essa façanha de remodelar e transformar a história do nosso corpo sozinhos. Precisamos de alguém que se apresente e que nos dê aquilo de que necessitamos e que supostamente perdemos ao longo da história: um corpo leve, macio, flexível, revigorado e saudável. Para isso, precisamos confiar em alguém. Alguém que possa se apresentar e acalentar nossa alma com palavras dóceis, gestos silenciosos ou simplesmente dedicar um tempo para nos escutar.

Nesse momento, mãos treinadas e com a intenção de querer fazer o bem são bem-vindas. Ao nos dar continência e suporte, permitem o reencontro com nossa história, nos preparam e incitam a ter um corpo revigorado e sadio para que possamos viver a vida da melhor maneira possível, estejamos doentes ou não.

No entanto, para que isso aconteça é crucial nossa participação consciente, uma participação ativa a fim de reescrever nossa própria história. Trata-se de uma via de mão-dupla. Somos recebidos, reconhecidos, mas também atuamos, nos exercitamos, não somos apenas pacientes, mas agentes desse processo de cura. E, assim, é possível que possamos recontar essa história, inscrevendo-a em nosso próprio corpo de uma outra forma, com outro contorno, com diferente tom, outro tônus enfim.

O propósito do *Toque Terapêutico: Ciência e Sensibilidade* é que possamos ajustar mãos e toques para irem ao encontro dessas histórias, sem interferir nelas, apenas nos colocando com interesse genuíno ao tocar a pele, as estruturas, as formas do corpo. Ao mesmo tempo, por meio de generosidade e habilidades baseadas em conhecimento, buscamos convidar a presença integral do paciente, visando aproximá-lo ao máximo da plena manifestação de um corpo saudável.

SUMÁRIO

INTRODUÇÃO 23

PARTE I
O MÉTODO MEIR SCHNEIDER –
SELF-HEALING® E OS TOQUES TERAPÊUTICOS

1
O MÉTODO MEIR SCHNEIDER – SELF-HEALING® 29

2
O TOQUE TERAPÊUTICO. 33
2.1. Toques terapêuticos, suas nuances e o aumento da consciência
do espaço corporal 34

3
**O DESENVOLVIMENTO DA SENSIBILIDADE E DA FORÇA NAS MÃOS
DO TERAPEUTA CORPORAL** 41

PARTE II
INTENÇÕES DE TOQUES DE ACORDO COM OS TECIDOS

4
TECIDO EPITELIAL E A PELE. 49
4.1. Massagens tendo a pele como foco 51

5
TECIDO MUSCULAR 55
5.1. O movimento corporal 57
5.2. Aplicação do toque terapêutico visando ao tecido muscular
em condições saudáveis 57

6

ALTERAÇÕES NO TÔNUS MUSCULAR ... 61

6.1. Músculo hipertônico ... 62

    6.1.1. Toque profundo ... 62

6.2. Músculo hipotônico ... 64

    6.2.1. Massagem de suporte para o músculo hipotônico ... 65

    6.2.2. Algumas das condições clínicas que podem provocar hipotonia ... 66

    6.2.3. Distrofia muscular – o tratamento começa com a massagem ... 66

6.3. Câimbras ... 69

6.4. Tetania e fadiga muscular ... 71

6.5. Distensão e estiramento muscular ... 73

7

TECIDO CONJUNTIVO (FÁSCIAS E TENDÕES) ... 77

7.1. Classificação dos tecidos conjuntivos ... 79

7.2. Fáscias ... 79

    7.2.1. Tipos de intervenção para ajudar na liberação das fáscias ... 81

    7.2.2. Alongamentos ... 84

7.3. Tendões ... 85

    7.3.1. Manobras sobre os tendões ... 86

7.4. Tendinite nos membros superiores ... 88

7.5. Massagem de soltura dos grandes músculos das costas
(trapézio, romboide, deltoide) ... 90

8

TECIDOS DE SUPORTE: OSSOS E CARTILAGENS ... 91

8.1. Cartilagens ... 91

    8.1.1. Procedimentos para a saúde das articulações ... 92

8.2. Tecido ósseo ... 103

    8.2.1. Manobras e massagens para os ossos ... 105

    8.2.2. Osteoporose ... 108

9
TECIDO NERVOSO 111
9.1. Organização do sistema nervoso. 112
9.1.1. Sistema Nervoso Central (SNC) 113
9.1.2. Sistema Nervoso Periférico (SNP) 115
9.2. Funcionamento dos neurônios e a base para a realização dos toques terapêuticos. . . . 123
9.3. Massagem neurológica. 125
9.4. Esclerose Múltipla (EM) 126
9.5. Massagem para reduzir a espasticidade 127

PARTE III
INTENÇÕES DE TOQUES DE ACORDO COM TRÊS
IMPORTANTES SISTEMAS DO CORPO

10
SISTEMA RESPIRATÓRIO 131
10.1. Benefícios alcançados com um bom fluxo respiratório 131
10.2. Consciência da respiração 133
10.2.1. Como facilitar a aquisição da consciência de sua respiração? 134
10.3. A melhora da capacidade respiratória em três fases. 135
10.3.1. Troca de ar entre a atmosfera e os pulmões (hematose) 136

11
SISTEMA CIRCULATÓRIO. 147
11.1. O coração. 148
11.1.1. O funcionamento do coração. 148
11.1.2. Trabalho corporal para favorecer o bom funcionamento do coração 149
11.2. Circulação sanguínea 152
11.2.1. Características dos capilares. 153
11.2.2. Prática corporal para fortalecer os capilares 153
11.2.3. Orientação de caminhadas 154
11.2.4. Pressão sanguínea 154
11.2.5. O trabalho do terapeuta corporal. 156
11.2.6. Massagem de tapotagem para ativar a circulação (*tapping*) 159
11.3. Fatores de risco que causam as doenças do coração 160

12
SISTEMA DIGESTÓRIO 161
12.1. Massagem para facilitar o peristaltismo do intestino 163
12.2. Massagem circular para estimular o movimento da linfa
e o desempenho dos gânglios linfáticos 164
12.3. Massagem para frear o fluxo peristáltico 164
12.4. Massagem para estimular a mistura do bolo alimentar 165
12.5. Massagem para relaxar os espasmos viscerais 165
12.6. Massagem para o fígado 166
12.7. Massagem para liberar tensões da fáscia visceral 167
12.8. Uma última palavra sobre o aparelho digestório............................. 169

PARTE IV
O CORPO DO PACIENTE

13
O CORPO PARADO 173
13.1. Base de sustentação.. 175
13.2. Base móvel 176
13.3. Base de controle 177
13.4. O que considerar na observação do paciente com o corpo parado........... 179

14
CORPO EM MOVIMENTO 181
14.1. Movimento passivo e ativo 182
14.2. Fluidez nos movimentos.. 185
14.3. Consciência do movimento... 186
14.4. Equilíbrio muscular 189
14.5. O que considerar na observação clínica com o corpo em movimento 190

15
LOCALIZAÇÃO DE PONTOS ANATÔMICOS RELEVANTES PARA
APLICAÇÃO DOS TOQUES TERAPÊUTICOS............................ 193
15.1. Coluna vertebral... 193
15.2. Grandes músculos 195

16

CONSIDERAÇÕES SOBRE A ANAMNESE E PLANEJAMENTO DAS SESSÕES TERAPÊUTICAS 217

16.1. Critérios de avaliação. 217

16.1.1. Avaliação baseada nas informações do paciente 217

16.1.2. Avaliação baseada nas informações percebidas pelo terapeuta 219

16.2. Planejamento das sessões terapêuticas 227

16.2.1. Curto prazo 228

16.2.2. Longo prazo. 228

16.2.3. Médio prazo. 228

PARTE V
PROGRAMAS TERAPÊUTICOS

17

INTEGRANDO PESCOÇO E CABEÇA. 233

17.1. Movimento passivo da cabeça 234

17.2. Abrindo espaço entre as vértebras cervicais 235

17.3. Massagem na articulação ATM 237

17.4. Manobra para o relaxamento da mandíbula. 239

17.5. Movimentos de contrarresistência sobre os músculos cervicais 240

17.6. Massagem no rosto 240

17.7. Massagem para o aperfeiçoamento da visão 242

17.8. Massagem para o couro cabeludo (rastelo). 245

17.9. Torcicolo 246

18

INTEGRANDO A COLUNA VERTEBRAL. 247

18.1. Observação e orientação postural 249

18.2. Massagem nos músculos paravertebrais 251

18.3. Curvaturas da coluna vertebral. 253

18.3.1. Cifose torácica 253

18.3.2. Hiperlordose 256

18.3.3. Escoliose 258

18.4. Dor na coluna: considerações. 260

19
INTEGRANDO TRONCO E MEMBROS SUPERIORES 261
19.1. Liberação das tensões na caixa torácica......................................261
19.2. Liberação da escápula 265
19.3. Massagem profunda no osso esterno 266
19.4. Manobras de contrarresistência 266
19.5. Massagens nas mãos...267

20
INTEGRANDO TRONCO E MEMBROS INFERIORES................... 269
20.1. Sustentação do quadril 269
20.2. Liberação do músculo iliopsoas 272
20.3. Alongamento com movimento nos músculos da coxa 274
20.4. Manobras com o paciente sentado..276
20.5. Massagem nos pés...277
20.6. Dissociação das cinturas escapular e pélvica................................278

21
CONTRAINDICAÇÕES E CUIDADOS ESPECIAIS PARA REALIZAÇÃO DOS TOQUES TERAPÊUTICOS.. 283
21.1. O que você precisa perguntar ao paciente 283
21.2. O que você precisa observar em seu paciente...............................284
21.3. Outros cuidados a considerar..292

PARTE VI
CONDIÇÕES PARA FAVORECER A APLICAÇÃO DO TOQUE TERAPÊUTICO

22
CONDIÇÕES RELATIVAS AO TERAPEUTA 295
22.1. Consciência corporal 295
22.2. Qualidade do toque..296
22.3. Qualidades pessoais 296

23
CONDIÇÕES RELATIVAS AO PACIENTE................................. 299

24
CONDIÇÕES RELATIVAS AO AMBIENTE E OUTROS FATORES 301
24.1. Ambiente acolhedor 301
24.2. Onde atender o paciente: maca ou no chão 301
24.3. Óleo ou cremes para a realização das massagens 302
24.4. Quanto e como cobrar por suas sessões 302
24.5. Dicas ergonômica para o manuseio do paciente 303

25
CONCLUSÃO 307
25.1. A escuta 307

REFERÊNCIAS 309

INTRODUÇÃO

Este livro é resultado de quase trinta anos de prática no Método Meir Schneider – Self-Healing®[1], método corporal e educativo que tem se destacado na promoção tanto da melhora das funções corporais e alívio de dores, como no bem-estar e na prevenção de inúmeros problemas de saúde. Esse trabalho chegou ao Brasil pelas portas da Universidade Federal de São Carlos. Ali mesmo foi criado um Núcleo de Pesquisa em Self-Healing, dentro do Departamento de Fisioterapia e Terapia Ocupacional. Durante esse período, pesquisas foram produzidas, além de inúmeros pacientes assistidos nos mais variados distúrbios físicos, na sua maioria oriundos de complicações motoras ou visuais. Entre as pesquisas, duas teses de doutorado foram produzidas, uma pela professora doutora Léa Beatriz Teixeira Soares[2] e a outra pela professora doutora Jussara de Mesquita Pinto[3].

Ainda como estudante de Terapia Ocupacional, foi nesse núcleo que iniciei os estudos e a prática deste trabalho. Essa experiência evoluiu até que finalmente pudesse ensinar a aplicação desse método a diversas pessoas. Antes disso pude aprender muito com a professora e terapeuta ocupacional Beatriz Nascimento, como monitor de seus cursos e acompanhando-a em atendimentos. Bia, como costumamos chamá-la, é portadora de distrofia muscular progressiva. Foi ela quem trouxe essa modalidade de trabalho corporal para o Brasil, após constatar, no seu próprio corpo, resultados surpreendentes com esse método. Sem dúvida, ela é a profissional mais experiente do Método Self-Healing no Brasil. Por muitos anos foi a única instrutora a formar outros profissionais nessa linha de trabalho no país, além de ensiná-lo nos EUA e Europa.

Ao longo de minha trajetória profissional, inclusive como professor aqui no Brasil da School for Self-Healing, e mesmo tendo outros trabalhos publicados na área por terapeutas de Self-Healing, eu percebi a necessidade

---

[1] O símbolo ® representa que "Método Meir Schneider – Self-Healing" é uma marca protegida e registrada junto ao Inpi (Instituto Nacional da Propriedade Industrial), do governo federal. Portanto não pode ser utilizada por terceiros.

[2] SOARES, L. B. T. *Eficácia do Método Meir Schneider de autocuidado em pessoas com distrofias musculares progressivas*: ensaio clínico fase II. Tese (Doutorado em Saúde Coletiva) – Departamento de Medicina Preventiva, Unicamp, Campinas, 1999.

[3] PINTO, J. de M. *Aprender uma nova forma de viver o corpo*: o desenvolvimento da consciência corporal e o ensino no método Self-Healing. Tese (Doutorado em Metodologia do Ensino) – Centro de Educação e Ciências Humanas, UFSCar, São Carlos, 1998.

de se ter um material escrito com o intuito de explorar a aplicação do toque terapêutico e o aperfeiçoamento das mãos de quem toca. Esse foi o impulso para escrever este livro que visa a atender aos alunos do método e aos profissionais da saúde que já trabalham com práticas corporais e de reabilitação motora, além das pessoas que querem se iniciar nessa arte de cura.

O Método Meir Schneider – Self-Healing® é definido como uma modalidade de trabalho corporal que se caracteriza, entre outras coisas, por promover saúde e a remissão dos sintomas de diversas patologias por meio dos exercícios corporais. Schneider procura conduzir seu trabalho focando, primeiramente, no ensino do movimento corporal consciente, ou seja, no desenvolvimento da consciência cinestésica. Vários exercícios são orientados para reverter padrões cerebrais e posturais desfavoráveis, maximizar o potencial orgânico, aliviar dores e, principalmente, proporcionar movimentos agradáveis e confortáveis. Faz parte de sua metodologia ajustar as condições corporais para a realização do melhor movimento possível — isso dentro das condições individuais. E tem como aliado nesse processo o *toque terapêutico*.

É característica desse trabalho combinar massagem com exercícios de visualização, respiratórios e oculares, e movimento ativo (a pessoa realiza o movimento sem ajuda) e movimento passivo (ela o faz com a ajuda do terapeuta). Assim, o movimento — sinônimo de vida e liberdade corporal — é estimulado de duas maneiras: de fora para dentro, o corpo se movimenta e suas células se modificam; e de dentro para fora, as células se alteram com o toque terapêutico, possibilitando um melhor movimento corporal. Essa *massagem terapêutica*, desde que bem aplicada, é uma forte aliada do processo de cura e restabelecimento corporal.

Portanto, o foco desse livro será o ensino do *toque terapêutico*[4] associado aos exercícios relacionados ao seu aperfeiçoamento. Assim, tem como objetivo subsidiar com informações técnicas não apenas os profissionais desse método, mas todas as pessoas que utilizam suas mãos para massagear corpos que necessitam de ajuda, como terapeutas ocupacionais, fisioterapeutas, médicos, massoterapeutas, educadores físicos e terapeutas corporais.

Para aquelas pessoas que consideram a massagem como única opção de trabalho corporal, recomendo, como complemento a essa prática, os exercícios orientados nos livros do Meir Schneider, pois,

---

[4] Dentro dessa abordagem, podem-se considerar sinônimas de *toque terapêutico* a *massagem terapêutica*, a *massagem regenerativa* ou simplesmente *massagem*, todas dentro do contexto de produção ou manutenção da saúde.

segundo ele, o movimento é o principal agente de transformação corporal. E por já ter realizado mais de 18 mil sessões desse trabalho em consultório, atesto isso.

Além da importância da consciência corporal deve-se enfatizar a conscientização dos espaços internos que compõem o corpo humano (nas articulações, entre os tecidos, entre um segmento corporal e outro etc.). Dessa forma, o foco estará voltado tanto para a consciência do terapeuta na percepção desses espaços, quanto para o paciente que receberá a massagem com a alegria de quem recebe um toque curador apropriado.

Após o leitor se conscientizar sobre a maneira de como usar o seu corpo (e mãos) para a boa realização dos toques terapêuticos, enfatizo com qual intencionalidade deve-se proceder no uso das mãos. Assim, na Parte 2 do livro, apresento isso, de acordo com os tecidos do corpo; e na Parte 3, de acordo com três sistemas corporais, o respiratório, o circulatório e o digestório. Nas partes que prosseguem, trago visões de corpo parado e em movimento para aguçar a percepção de quem será tocado para, finalmente, planejar os programas terapêuticos.

Numa perspectiva de trazer protagonismo às pessoas que se submetem a esse trabalho, a palavra "paciente" não é a mais adequada, mas a que melhor se enquadra no contexto de estar sendo cuidado pelo terapeuta especializado nesse método. Assim, pergunto: o que você quer proporcionar ao seu paciente? Movimentos leves, alívio de dor ou uma reparação de função? Essa intenção prévia deverá estar bem clara para você, antes de massagear alguém, pois é a *sua intenção que deve mover suas mãos*. Deverá se perguntar também qual a pressão a ser colocada em cada parte do corpo. Assim, o propósito é fortalecer o terapeuta corporal, que deverá sentir-se seguro e bem-informado para a aplicação das massagens. Aprimorando seu conhecimento, você aumentará o seu repertório de aplicação, ampliando ainda sua noção de diferentes intencionalidades do toque.

Entendo que o conteúdo deste livro é parte de um trabalho muito mais amplo e de grande benefício aos terapeutas corporais e às pessoas que se utilizam dessa abordagem. Diante de tal abrangência, reconheço que o material aqui presente não esgota o tema, mas é fundamental a todos que queiram se iniciar nesse processo de autocura e de promoção da saúde por meio das mãos.

Boa leitura!

PARTE I

O Método Meir Schneider – Self-Healing® e os toques terapêuticos

O MÉTODO MEIR SCHNEIDER – SELF-HEALING®

O Método Meir Schneider – Self-Healing® foi desenvolvido por Meir Schneider, Ph.D., a partir de sua própria necessidade, experimentando em si mesmo essa prática com tão bons resultados e eficiência, o que justifica ter atribuído seu próprio nome a esse trabalho educativo, corporal e terapêutico. Sua biografia pode ser vista como sinônimo de luta, persistência e autocura. Meir nasceu com graves problemas de visão e conseguiu reverter um estado de quase cegueira, tendo hoje uma visão funcional com direito a carteira de motorista sem restrições, emitida pelo estado da Califórnia, nos Estados Unidos da América. Durante a infância, passou por cinco cirurgias para remoção de catarata congênita que deixaram cicatrizes permanentes em seus cristalinos (as lentes transparentes que permitem a entrada da luz nos olhos); no olho mais afetado ocupam 99% do cristalino. Aos sete anos de idade, recebeu um atestado de cegueira, concedido pelo governo de Israel, onde morava.

Diante de tais dificuldades, Meir persistiu com exercícios visuais propostos pelo oftalmologista norte-americano Dr. Willian Bates. Sua visão começou a ter grandes progressos e na sua adolescência incluiu na rotina de exercícios visuais as práticas de yoga e outras técnicas e conhecimentos de educadores corporais. Ele também compreendeu que sua visão melhorava sempre que conseguia certo relaxamento da musculatura esquelética. Durante esse processo de descobertas, Meir Schneider estruturou seu método de trabalho, iniciando atendimentos às pessoas com problemas motores e visuais nas mais diversas condições. Já na vida adulta, nos EUA, recebeu o título de Ph.D. em *Healing Arts* (Artes Terapêuticas).

Foi alfabetizado pelo método Braille, o que lhe conferiu grande sensibilidade tátil. Com essa sensibilidade adquirida, além de aguçada capacidade intuitiva, Meir Schneider utilizou e desenvolveu muitas técnicas de massagem e exercícios, que posteriormente foram aperfeiçoadas com o conhecimento anatômico e fisiológico. Assim, o Método Meir Schneider – Self-Healing® emprega ferramentas que maximizam o *potencial orgânico* de um indivíduo, tendo sempre como referências as capacidades fisiológicas e as condições anatômicas de cada pessoa.

Meir Schneider persistiu muito para recuperar sua visão e teve como grande aliado nessa história de conquistas a prática do movimento consciente. Assim, pode-se dizer que seu método também se caracteriza por ter como eixo central o movimento consciente, amparado nas seguintes ferramentas terapêuticas: movimentos ativos e passivos, exercícios respiratórios e de visualização, exercícios visuais, além dos toques terapêuticos. A ilustração a seguir mostra a relação entre a consciência do movimento e os procedimentos adotados pelo método, ou seja, todos os procedimentos realizados devem vir acompanhados da percepção consciente do movimento.

Figura 1.1 – Método Meir Schneider – Self-Healing

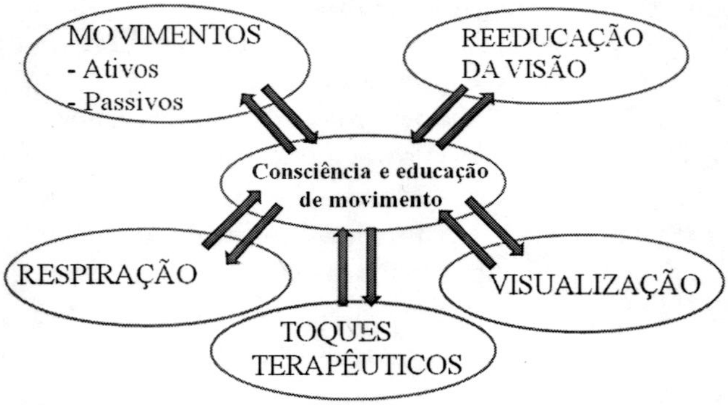

Fonte: o autor (2023)

Por ser o Método Meir Schneider – Self-Healing® uma terapia que visa à melhoria do movimento corporal, esse deve ser um importante foco quando aplicamos os toques terapêuticos, sem esquecer dos demais objetivos e demandas trazidas pelo paciente.

Um dos aspectos centrais que esse método preconiza é a necessidade de se recuperar, ou ao menos melhorar ao máximo, o tônus muscular dos pacientes, seja dos que sofrem degenerações e enfraquecem, seja dos que apresentam distúrbios das mais diferentes naturezas, incluindo-se aí os problemas visuais, metabólicos, de coluna, Dort[5] etc., seja ainda daqueles que sofrem de tensões musculares. Para isso, é fundamental o descanso e o relaxamento de suas fibras musculares.

---

[5] Distúrbios Osteomusculares Relacionadas ao Trabalho (Dort) também conhecido por Lesões por Esforços Repetitivos (LER), que ocorre quando as exigências das tarefas, ambientes físicos e organização do trabalho afetam os membros superiores (dedos, mãos, punhos, antebraços, braços, ombro).

TOQUE TERAPÊUTICO: CIÊNCIA E SENSIBILIDADE

Dessa forma, Meir Schneider[6] sugere o seguinte programa para melhoria do movimento:

1. **Trabalhar com a ideia de isolamento muscular**, buscando equilibrar o uso da musculatura correta para cada atividade e melhorar a percepção das partes isoladas no corpo. Agindo assim, evitam-se compensações desnecessárias e se obtém economia de energia durante a execução das tarefas do dia a dia.

2. **Buscar fortalecimento de forma equilibrada.** Deve-se trabalhar com o maior número de músculos possível, redobrando a devida atenção aos pequenos músculos, que podem estar sendo esquecidos, incluindo-os nos programas de movimento e massagem.

3. **Realizar alongamentos durante as práticas dos movimentos.** Deve-se fazer pausas durante algumas séries de movimentos para alongar (contração excêntrica). Os músculos, assim, terão melhor desempenho.

4. **Incluir o trabalho com a musculatura antagonista** para a execução dos movimentos. Pode-se, por exemplo, andar de costas ou fazer movimentos inversos ao que está sendo executado. Massagear os músculos antagonistas ao da ação principal pode proporcionar a neutralização de eventuais bloqueios de movimentos oriundos desses sobre a ação do músculo principal.

5. **Trabalhar com os músculos adutores e abdutores** para melhorar flexão e, posteriormente, trabalhar os flexores e extensores a fim de liberar os adutores e abdutores. É preciso ter clareza sobre o trabalho dos músculos sinergistas para envolvê-los nos programas de exercícios.

Com relação à orientação dos exercícios, Meir Schneider[7] indica a seguinte ordem de procedimentos:

1. Aplicar os princípios descritos anteriormente.

2. Preparar o corpo por meio do relaxamento (bom tônus) e da consciência cinestésica.

3. Realizar os movimentos de preferência sem o efeito da gravidade.

---

[6] SCHNEIDER, M. *Manual de autocura (método Self-Healing)*. São Paulo: Triom, 1998. v. 1.

[7] *Ibidem.*

4. Passar para a fase de prática de exercícios não vigorosos.

5. Realização de exercícios vigorosos.

Observação importante: a consciência deve estar presente em todas as etapas deste programa.

O TOQUE TERAPÊUTICO

O ato de tocar, por si só, pode ser algo muito valioso e pleno de significados para as pessoas. Sentir a presença de mãos suaves sobre a pele pode ser um sinal de presença, de carinho, de companheirismo, de cumplicidade e de afeto. No mesmo sentido figurado dessa expressão, para alguns pode representar dor e desconforto quando o que o originou foi qualquer expressão de desamor.

Aqui abordamos o toque com o intuito de cura, no ganho de bem--estar, na remoção ou no alívio de dores ou desconfortos, ou em qualquer outra motivação que dê ao indivíduo que o recebe uma condição de saúde mais próxima daquela desejada. Podemos afirmar que o diferencial de um toque terapêutico de outro toque qualquer está na *intenção* de quem massageia, ou seja, quando há a intenção clara em ajudar o massageado. E para que isso ocorra com precisão, há necessidade do *conhecimento técnico*. Neste livro abordaremos diferentes possibilidades de aplicação técnica do toque terapêutico, clareando para o terapeuta os diferentes objetivos de intencionalidade.

Assim, iremos abordar os toques terapêuticos, segundo:

- diferentes tipos de tecido e condições;
- alterações desses tecidos ou patologias;
- três importantes sistemas do organismo (respiratório, circulatório e digestório);
- combinação do toque aos movimentos corporais.

Segundo Meir Schneider[8] são vários os benefícios conseguidos com os toques terapêuticos, a saber:

- diminui tensões musculares;
- aumenta a circulação;

---

[8] *Ibidem*, p. 151-152.

- reativa nervos;
- fortalece músculos fracos;
- relaxa espasmos musculares;
- favorece uma respiração mais profunda, resultando numa maior resposta parassimpática do SNA;
- lubrifica e mobiliza as articulações e aumenta sua amplitude de movimento;
- melhora a digestão;
- equilibra as concentrações de líquidos no corpo;
- equilibra e regula as temperaturas do corpo;
- libera emoções presas no corpo sob a forma de tensão;
- estimula os nervos sensoriais para ajudar na ação motora (quando sentimos uma parte do corpo, podemos movê-la com mais facilidade);
- regenera ossos que estão se deteriorando;
- regenera músculos distróficos;
- ajuda a reduzir o excesso de tecido conjuntivo; entre outros.

2.1. Toques terapêuticos, suas nuances e o aumento da consciência do espaço corporal

Segundo a concepção adotada neste trabalho, é por meio do movimento que o usuário desse método consegue algum sucesso no empreendimento de mudanças de suas condições corporais. Mas como, por meio do toque terapêutico, conseguimos promover movimento e mudança no corpo do paciente? Como veremos nos próximos capítulos, ao estudar cada tecido corporal, essa mudança ocorre no próprio tecido e nas células corporais do paciente.

Antes, porém, o terapeuta deverá saber como utilizar suas mãos e seu corpo para conseguir o que se deseja. Ele deverá ajustar tanto os movimentos das mãos quanto dos dedos, punhos, cotovelos, ombros, tronco, olhar, enfim, deverá "ajustar" seu corpo como um todo, com atenção e agudeza de percepção para atingir o efeito desejado no corpo do paciente.

Não há como enfatizar o aperfeiçoamento das mãos de quem toca sem antes mencionar as diferentes formas de movimentação que ocorrem no corpo do terapeuta. Nesse sentido, conhecer as mãos que tocam deve ser anterior ao ato de tocar a pele ou o corpo do paciente. Para compreender os diferentes toques, o terapeuta corporal deve focar não apenas nas mãos, mas também colocar sua atenção nos espaços articulares, que é de onde os movimentos se originam (ver Figura 2.1). Saber onde estão esses espaços, juntamente ao tipo de movimento que se necessita aplicar, é fator importante para o exercício dessa profissão.

Figura 2.1 – Espaço articular

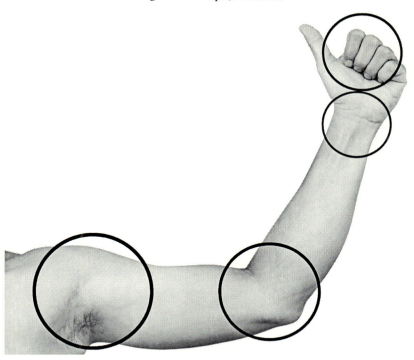

Fonte: banco de imagens do Canvas, retrabalhada pelo autor, 2023

Os quatro segmentos dos membros superiores estão envolvidos na realização do toque terapêutico. Para uma melhor compreensão dos diferentes toques, devemos saber como ocorre o movimento em cada um desses espaços articulares dos membros superiores.

Exercício de percepção dos ombros, cotovelos e punhos

Figura 2.2 – Percepção dos ombros, cotovelos e punhos

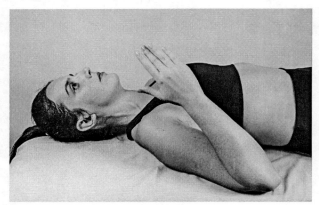

Fonte: L. C. Garves (2023)

Deite-se de costas. Com as mãos apoiadas num colchonete, gire um ombro de cada vez, algumas vezes numa direção e depois na outra direção. Observe se um ombro se movimenta mais livremente que o outro. Pare, dobre os cotovelos e faça movimentos circulares com os antebraços (ver Figura 2.2). Perceba o movimento em ambas as articulações dos cotovelos. Pare, gire as mãos; abra e feche as mãos, procurando sentir os espaços entre os ossos do carpo.

Esse exercício deve ser realizado pelo terapeuta corporal para melhorar a percepção dessa área. Caso note dificuldade em alguns desses movimentos, pegue uma bola de tênis e a coloque próximo à articulação de cada ombro, separadamente. Deitado sobre a bola de tênis, movimente o corpo para massagear essa região. Se for o caso, faça também uma automassagem próxima às articulações do punho e do cotovelo. Realize os movimentos feitos inicialmente para perceber se houve melhora.

Em alguns toques apenas os movimentos das mãos e dos antebraços serão enfatizados nas suas diferentes direções.

Exercício de percepção dos espaços internos das mãos e dos punhos

Os movimentos aqui sugeridos servem para aguçar a percepção e a presença dos espaços articulares que promovem mobilidade em suas mãos. Suas articulações devem funcionar como amortecedores de toque, com o intuito de proporcionar ao corpo que recebe a massagem sensações agradáveis, mesmo quando o toque terapêutico for realizado com uma pressão mais profunda.

- Faça automassagem (livre) em suas mãos, deslizando uma sobre a outra.
- Junte as mãos e entrelace os dedos.
- Coloque as mãos à frente do peito. Procure abrir bem os espaços que há entre os ossos das mãos. Separe as mãos, mantendo os dedos entrelaçados. Com as palmas voltadas para baixo, mova, alternadamente, os punhos para cima e para baixo, como uma onda, quando um punho sobe o outro abaixa (ver Figura 2.3).

Figura 2.3 – Movimento dos punhos

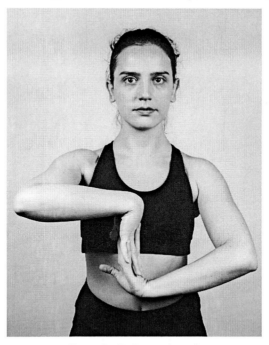

Fonte: L. C. Garves (2023)

- Eleve as mãos, mantendo os punhos juntos e as palmas unidas. Faça movimentos circulares com as mãos, dez vezes numa direção e dez vezes na outra (ver Figura 2.4).

Figura 2.4 – Movimentos circulares com as mãos

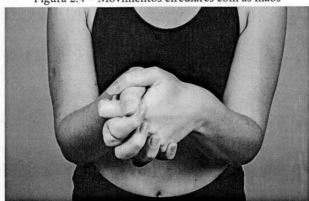

Fonte: L. C. Garves (2023)

- Ainda com os dedos entrelaçados, e mãos na altura do peito, leve as mãos para a frente, voltando as palmas para fora, alongando bem todas as falanges e as mãos (ver Figura 2.5).

Figura 2.5 – Alongamento das falanges

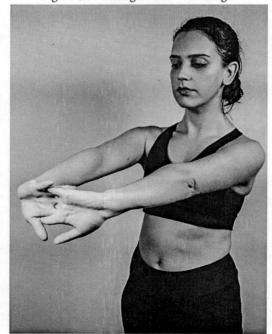

Fonte: L. C. Garves (2023)

- Deixe uma mão massagear a outra, tanto no dorso quanto na palma. O toque deve ser com as pontas dos dedos. Numa atitude de curiosidade, mova as pontas dos dedos com o intuito de descobrir os espaços articulares que há entre os ossos do carpo. Abra e feche ambas as mãos antes e depois de fazer essa massagem para perceber se há diferença de percepção desses espaços.

Exercícios para mobilidade e consciência dos dedos das mãos

- Mova ativamente cada dedo das mãos, em movimento circular, para perceber o espaço entre a mão e os dedos.

- Com ajuda de uma das mãos, mova os ossos presentes em cada dedo da outra mão, separadamente. Abra e feche as mãos quantas vezes forem necessárias para sentir a mobilidade dos espaços presentes nos dedos.

Pronto! Agora você já poderá aplicar movimentos suaves e precisos, usando toda a potencialidade de suas mãos e dedos, nas diferentes condições e nuances de tecidos corporais.

No capítulo seguinte você poderá aperfeiçoar, por meio de outros exercícios, a sensibilidade e a força em suas mãos para melhor desempenhar os toques terapêuticos.

Devem ser entendidos com precisão e atenção, exatamente como ocorre em cada toque terapêutico, os movimentos dos ossos do carpo, bem como de todas as falanges, para dar o teor da intenção do toque desejado.

3

O DESENVOLVIMENTO DA SENSIBILIDADE E DA FORÇA NAS MÃOS DO TERAPEUTA CORPORAL

Os exercícios descritos a seguir foram desenvolvidos no sentido de ajudar o terapeuta a desempenhar com eficácia, sensibilidade e com o menor gasto energético possível sua prática de massagem e são complementares aos abordados no capítulo anterior. Esses exercícios foram realizados em diversos cursos de formação ministrados por instrutores desse método, incluindo este autor, e permitiram ótimos resultados no que tange ao aprimoramento do toque terapêutico dos alunos em treinamento. Os relatos foram desde melhora na sensibilidade das mãos e dedos até na redução de fadiga proveniente de um dia exaustivo de prática de aplicação dos toques terapêuticos.

Exercício n.º 1: adquirindo sensibilidade nas pontas dos dedos

Recorte dois pedaços de papel de seda, de aproximadamente 20 cm x 20 cm (na ausência de papel de seda, use sulfite). Agora, obtenha de amigos ou familiares alguns fios de cabelo. Pode ser apenas um fio de cada uma dessas pessoas do seu círculo social. Coloque esses fios entre os dois pedaços de papel de seda e apoie essas folhas numa superfície lisa, como o tampo de uma mesa.

Figura 3.1 – Sensibilidade das pontas dos dedos

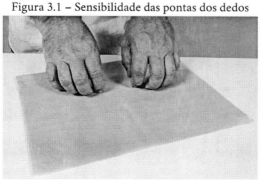

Fonte: L. C. Garves (2023)

Deslize as pontas dos dedos sobre este papel, com o intuito de identificar os fios que ali se encontram (ver Figura 3.1). Como dificilmente os fios de cabelos terão a mesma espessura, busque perceber essas diferenças. Para facilitar a aquisição de sensibilidade, mantenha os olhos fechados, movimentando os dedos numa postura de curiosidade.

Exercício n.º 2: automassagem nos ossos do carpo

Utilize uma das mãos para massagear o dorso da outra mão. Empregue as pontas dos dedos para massagear, procurando aumentar a mobilidade articular desses pequeninos ossos que compõem o carpo (ver Figura 3.2).

Figura 3.2 – Automassagem nos ossos do carpo

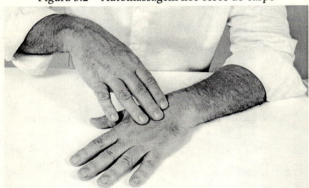

Fonte: L. C. Garves (2023)

Repita essa massagem na palma dessa mesma mão. Agora, com os dedos em pinça mova sua mão com o intuito de mobilizar as articulações dos ossos do carpo e as articulações metacarpofalangeanas.

Repita esse procedimento alternando as mãos — a que recebeu a massagem repete a sequência acima na outra mão.

Exercício n.º 3: sentindo superfícies duras e macias

Bata as pontas dos dedos em diferentes superfícies, duras, moles, rugosas etc. Faça uso dos materiais que você tiver à sua disposição, podendo ser o colchonete, sua coxa, abdômen, o chão ou a superfície de uma mesa. A ideia é proporcionar estímulos diferentes para as pontas dos dedos e que você possa identificar onde deve tocar de forma mais suave ou mais firme.

Exercício n.º 4: libere as interfalângicas e metacarpofalângicas

Este é um excelente exercício para melhorar a destreza e a força dos dedos e das mãos. Abra e feche as mãos, procurando sentir profundamente esse movimento.

Figura 3.3a – Movimento passivo dos dedos

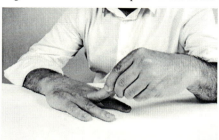

Figura 3.3b – Movimento resistido dos dedo

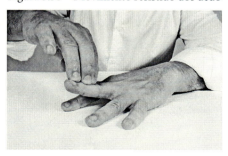

Fonte: L. C. Garves (2023)

Agora movimente passivamente todos os dedos de suas mãos, conforme ilustrado na Figura 3.3a. As articulações interfalângicas e metacarpofalangeanas de todos os dedos devem ser movimentadas de forma isolada, tanto no movimento de flexão e extensão, como no movimento de adução, abdução e circundução. Em seguida, repita os mesmos movimentos, agora resistindo à ação de cada falange, conforme ilustração na Figura 3.3b. Após realizar os exercícios resistidos, abra e feche novamente ambas as mãos. Perceba se há maior conscientização dessas articulações.

Exercício n.º 5: aumentando a sensibilidade nas pontas dos dedos

Aproxime as duas mãos e bata os dedos de uma mão contra os dedos da outra (ver Figura 3.4).

Figura 3.4 – Ampliando a sensibilidade dos dedos

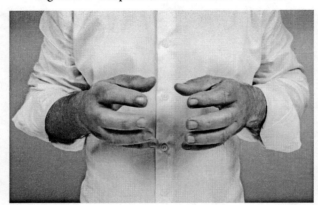

Fonte: L. C. Garves (2023)

Faça isso por pelo menos dois minutos. Agora continue com esses toques em outras partes do seu corpo, fazendo uma massagem de *tapping* nos antebraços (parte externa e interna), na palma e no dorso de ambas as mãos. Com a mão direita, sacuda a mão esquerda, de forma a liberar novamente os ossos do carpo da mão esquerda. Faça o mesmo para a mão direita.

Exercício n.º 6: soltando as costas e ombros

Quando o terapeuta está com os ombros soltos, seguramente estará com os braços e antebraços mais relaxados e, portanto, também mais sensíveis aos toques terapêuticos. Antes de liberar os ombros, devemos relaxar os músculos paravertebrais da coluna, pois, assim que esses relaxam, os ombros também tendem a relaxar.

Deite-se em decúbito dorsal (de costas) e dobre os joelhos. Coloque duas bolas de tênis, uma ao lado da outra, na parte inferior das costas, de forma que as bolas fiquem centralizadas em relação à coluna vertebral, cada qual sobre um dos grupos eretores da coluna (os músculos paravertebrais). Mova as pernas para a direita e para a esquerda (dez vezes para cada lado), realizando assim uma automassagem nas costas. Agora, suba um pouco as bolas de tênis no sentido da cabeça e repita os movimentos com as pernas. Repita essa sequência, subindo as bolas até atingir a parte média das escápulas. A partir desse ponto, mantendo os joelhos dobrados, junte as mãos, entrelaçando os dedos, e faça movimentos circulares com os braços (cinco vezes numa direção e cinco vezes na outra). Vá subindo as bolas de tênis, e em cada parada repita os movimentos com os braços. Pare no começo da cervical (pescoço).

Exercício n.º 7: deslizamento dos dedos das mãos sobre o colchonete

Ainda deitado em decúbito dorsal, com as palmas das mãos para baixo, abra e feche as mãos, deslizando as pontas dos dedos no colchonete. Faça isso várias vezes. Enquanto realiza o movimento, procure perceber as sensações presentes nos braços, antebraços, mãos e dedos.

Para facilitar a concentração, imagine que o sangue, jorrando do coração, chega até as extremidades dos dedos das mãos: peito, braços, antebraços, dedos e proximidades das unhas recebem sangue vindo do coração.

Exercício n.º 8: soltando os ombros

Deitado em decúbito dorsal, flexione as pernas, dobre os braços e bata algumas vezes os cotovelos no colchonete. Essa prática diária ajuda a descansar braços e mãos entre uma sessão e outra.

Agora, gire os antebraços, em ambas as direções (10 vezes para a direita, 10 vezes para a esquerda). Ainda deitado de costas, apoie as mãos no colchonete e gire os ombros, também 10 vezes para cada direção.

Vire-se de lado e, em decúbito lateral, apoie a mão do membro superior que está livre no colchonete, gire o ombro (10 vezes para a direita e 10 vezes para a esquerda). Ainda nessa posição, bata essa mesma mão no chão algumas vezes. Estenda esse braço e mova-o em círculo, 10 vezes em cada direção. Volte-se para o outro lado e repita essa sequência no outro braço.

Exercício n.º 9: abrir e fechar mãos

Deite-se novamente em decúbito dorsal e abra e feche as mãos várias vezes, com as palmas voltadas para cima. Respire profundamente enquanto faz esse exercício. Com as palmas voltadas para baixo, deslize os dedos sobre o colchonete e volte a abrir e fechar suas mãos várias vezes.

Exercício n.º 10: testando a sensibilidade das pontas dos dedos

Repita o que foi proposto no Exercício n.º 1. "Massageie" novamente a superfície do papel de seda que recobre os fios de cabelo que você conseguiu de seus amigos ou familiares. Procure verificar se sua sensibilidade aumentou.

PARTE II

Intenções de toques de acordo com os tecidos

Depois de ter proporcionado as condições necessárias às suas mãos, devemos compreender as características do tecido que será tocado. De que forma deve ser feita a massagem no caso de um tecido muscular? E no caso de um tecido conjuntivo? Seguramente a mecânica articular de suas mãos deve ser diferente para cada um deles. As características particulares de cada tecido exigem toques terapêuticos específicos.

O corpo humano é revestido por camadas de diferentes tecidos que, por sua vez, são um agrupamento de células similares que desenvolvem funções específicas no corpo. Embora não seja o objetivo deste livro detalhar o conhecimento sobre os tecidos, certa compreensão de suas características se faz necessária para a adequação dos toques terapêuticos apropriados, tendo em vista ainda suas diferentes condições ou patologias. Os tecidos são divididos em cinco principais categorias:

1. tecido epitelial;

2. tecido muscular;

3. tecido conjuntivo;

4. tecido de suporte;

5. tecido nervoso.

Nos seis capítulos seguintes vamos estudar a aplicabilidade dos toques terapêuticos de acordo com os diferentes tecidos.

4

TECIDO EPITELIAL E A PELE

Figura 4 – Pele

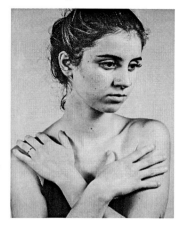

Fonte: L. C. Garves (2023)

O tecido epitelial é um conjunto de células encarregadas por delimitar as camadas externas e internas do corpo humano, sendo a pele sua camada mais superficial.

Neste capítulo serão discutidas questões relacionadas à pele, considerada o maior órgão[9] do corpo humano, tanto em peso quanto em superfície. Ela tem como funções:

- proteção: protege o corpo de lesões e de invasões bacterianas; regulação térmica: os ajustes térmicos são feitos pelas glândulas sudoríparas, pela vasoconstrição ou vasodilatação dos capilares presentes na pele;
- excreção: por meio do suor, as glândulas sudoríparas refrigeram o corpo e eliminam eventuais substâncias tóxicas;
- sensação: por meio dos seus receptores e corpúsculos tácteis, a pele provê o corpo de informações oriundas do meio externo;
- produção de vitamina D: a pele sintetiza vitamina D pela absorção da radiação dos raios ultravioleta (luz solar).

---

[9] Mesmo não sendo exatamente um órgão, a pele recebe esta denominação de alguns autores devido às suas inúmeras propriedades fisiológicas.

Figura 4.1 – Principais camadas da pele

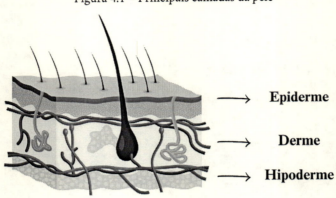

Fonte: o autor (2023)

A pele é formada por três camadas principais: a **epiderme** (parte externa), a **derme** (camada intermediária, também conhecida como pele verdadeira) e a **hipoderme** (ver Figura 4.1).

A **epiderme** não tem vasos sanguíneos e, portanto, recebe nutrientes por meio da difusão, a partir dos leitos capilares da derme. Ela possui quatro camadas cuja principal característica é produzir a queratina, uma substância que impede a pele de ser permeável à água e a protege dos traumas externos. Geralmente ela é delgada, mas pode ficar mais espessa quando da formação de calosidades.

Já a **derme** é bem suprida por vasos sanguíneos, vasos linfáticos, nervos, glândulas e órgãos dos sentidos, o que confere a ela a parte mais sensível e "inteligente" da pele. Nessa região encontram-se os receptores para a sensibilidade táctil, os corpúsculos de Meissner, que estão presentes em maior quantidade nas polpas dos dedos. Um fato curioso e de interesse aos que realizam massagem é que isso possibilita ao terapeuta corporal o desenvolvimento de uma percepção mais aguçada do corpo do paciente a partir dos seus dedos, desde que sua atenção esteja afinada a esse ponto, o que exige grande sensibilidade.

Logo após a derme, existe a **hipoderme**, um tecido conjuntivo frouxo que liga a pele com as fáscias dos músculos subjacentes, o que permite que os músculos se contraiam sem repuxar a pele.

Trabalhar com a pele, na massagem terapêutica, é bastante importante por dois motivos. Primeiro porque colabora na manutenção da saúde da própria pele, mesmo sabendo que esse é o tecido que se beneficia, de forma secundária, toda vez que um toque terapêutico é aplicado para atingir qualquer dos tecidos corporais. O segundo e mais importante motivo para esse foco de trabalho é porque a pele é o ponto de entrada de tudo o que queremos proporcionar ao nosso paciente, reverberando tecido adentro o que desejamos para seu corpo: saúde.

4.1. Massagens tendo a pele como foco

Massagem para melhorar ou manter as condições saudáveis da pele

Com a massagem superficial, apenas deslizando as mãos sobre a pele, já se consegue que a circulação seja ativada e que mais nutrientes sejam levados até ela. Com a pele nutrida, há ganho de elasticidade. Em algumas técnicas de massagem, cujo foco é o aumento da temperatura do corpo, há indícios de aumento de produção de histamina, que, por sua vez, irá colaborar na dilatação dos capilares.

Outros benefícios que a massagem proporciona à pele:

- ajuda na remoção das camadas que já se encontram em desintegração;
- promove a respiração cutânea.

Dedos em movimentos circulares sobre a pele

Figura 4.2 – Dedos circulando sobre a pele

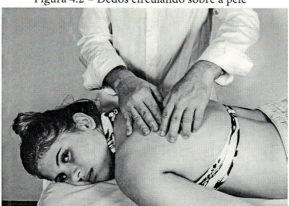

Fonte: L. C. Garves (2023)

Mantenha suas mãos flexíveis e maleáveis ao realizar essa manobra. As pontas dos dedos devem estar sensíveis e com a percepção de que os dedos, com toda suavidade, penetram na pele do paciente (ver Figura 4.2). Os movimentos são realizados em círculos e são as pontas dos dedos que tocam a pele.

Toque na pele para estabelecer a conexão entre paciente e terapeuta

É a pele que delimita o indivíduo de seu mundo externo. É a fronteira entre o seu universo íntimo e tudo que é público e que esteja fora dele. É na pele que se estabelece, por um lado, a conexão entre a sensibilidade e a intenção do terapeuta e, por outro, a sensibilidade e a entrega da pessoa massageada. Será por meio do saber, da sensibilidade e da intenção das mãos do terapeuta que esse órgão — a pele de quem recebe o toque — saberá detectar, por meio de sua inteligência inata, rodeada de receptores sensitivos, se a massagem é bem-vinda ou não.

Por outro lado, é nas mãos do terapeuta corporal que chegam, vindas da pele do paciente, as boas-vindas que permitem a esse terapeuta atuar, a partir de seu saber e sua "técnica", de forma certeira e amorosa. Um toque presente é capaz de sentir, perceber a mais íntima das reações daquele corpo, suas histórias e registros, e, talvez, seu "silencioso" pedido de ajuda.

Recomendo que as duas técnicas apresentadas a seguir sejam realizadas no início de todas as sessões de terapia corporal em que o toque está presente.

Massagem de deslizamento sobre a pele

Figura 4.3 – Massagem de deslizamento sobre a pele

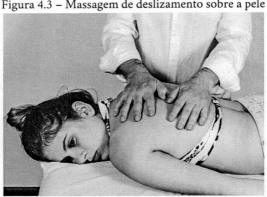

Fonte: L. C. Garves (2023)

A técnica pela técnica, por mais importante e necessária que seja, deixará o seu trabalho pobre se suas mãos não estiverem providas de vontade de conexão. Sua conexão é estabelecida quando está associada à intenção de querer ajudar. Com esse objetivo em mente, deslize suas mãos por alguns minutos sobre o corpo do paciente (ver Figura 4.3). Suas mãos podem deslizar apenas com o intuito de estabelecer conexão, numa expressão de puro e genuíno amor.

Pausas e toques no ritmo da respiração

Figura 4.4 – Mãos paradas sobre a pele

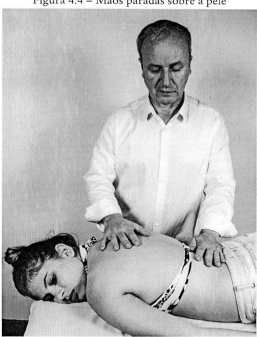

Fonte: L. C. Garves (2023)

Simplesmente apoie suas mãos sobre a pele do paciente e as deixe paradas por uns 60 segundos (ver Figura 4.4). Sinta o movimento de seu corpo, oriundo da caixa torácica, movimentada pelo ritmo respiratório. De vez em quando, aplique com suas mãos alguns movimentos suaves, apenas para confirmar a ele que você está presente e acompanhando o seu ritmo respiratório.

5

TECIDO MUSCULAR

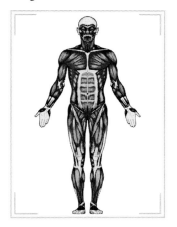

Figura 5 – Tecido muscular

Fonte: banco de imagens do Canvas, retrabalhada pelo autor (2023)

Entendemos que todas as camadas corporais se relacionam entre si e o que acontece em uma delas reverbera em outra. E durante as manipulações, os tecidos musculares são bastante beneficiados e certamente adquirem maior ênfase. Neste capítulo trataremos apenas das diferentes condições do tecido muscular relacionadas ao toque terapêutico. Nos capítulos 13 e 14 serão abordadas outras particularidades desse tecido, relacionadas ao corpo parado e ao movimento corporal.

Ao realizar procedimentos de massagem, devemos sempre nos perguntar sobre qual o benefício pretendido, de acordo com as condições e particularidades do tecido muscular. O toque deve ser selecionado segundo as condições desse tecido.

Um músculo saudável irá desempenhar melhor os movimentos. Com mais movimentos esses ficam mais fortes. Assim, faz parte desse trabalho a alternância da massagem com o movimento.

É por meio das miofibrilas (elemento principal da fibra muscular) que o músculo se contrai para resultar em movimento corporal. Elas fazem isso por meio de duas e longas estruturas que se alternam, os miofilamentos delgados (actina) e os grossos (miosina).

Figura 5.1 – Actina e miosina

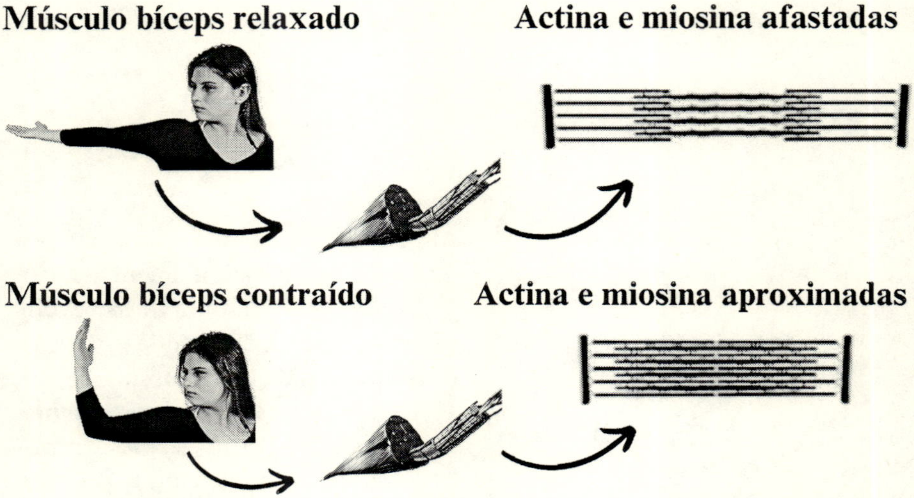

Músculo bíceps relaxado

Actina e miosina afastadas

Músculo bíceps contraído

Actina e miosina aproximadas

Fonte: banco de imagens do Canvas, retrabalhada pelo autor (2023)

Os filamentos de **actina** e os de **miosina** são moléculas proteicas que se inserem umas nas outras, provocando ora a contração muscular ora a distensão muscular. Quando a actina e a miosina estão mais próximas entre si (uma sobreposta à outra), é porque ocorreu a contração do músculo; já quando estão mais afastadas entre si, ocorreu o relaxamento muscular (ver Figura 5.1).

Tanto a miosina quanto a actina ficam localizadas dentro de uma delimitação, que as impede de ultrapassar determinada área dentro do músculo. A massagem faz, muitas vezes, o papel de relaxamento muscular, afastando a miosina da actina. O toque terapêutico bem empregado torna-se um estímulo mecânico que reorganiza a estrutura celular para facilitar o desempenho de todo o aparato muscular.

Há também no interior das fibras musculares um grande número de mitocôndrias, cuja função está relacionada com o suprimento energético do músculo. A miosina tem várias subunidades que mantêm em suas extremidades pontos de fixação onde ocorre a transferência da energia necessária de ATP[10] das mitocôndrias para a célula contrair. A massagem também

---

[10] ATP (trifosfato de adenosina) é a molécula que armazena energia proveniente da combinação da glicose com o oxigênio. Veremos mais no Capítulo 10, "Sistema respiratório".

permite que a circulação sanguínea supra as fibras musculares com mais oxigênio, favorecendo a formação de ATP pelas mitocôndrias.

5.1. O movimento corporal

Todo movimento corporal é produzido pelos músculos depois de terem recebido um comando oriundo do sistema nervoso. Assim, o tecido muscular tem como principal função a produção de movimento corporal. Pode contrair-se ou encurtar-se, tem propriedade elástica (pode se distender) e reage aos impulsos nervosos. Os músculos correspondem a aproximadamente 45% do peso corporal e são classificados como: lisos, cardíacos e esqueléticos.

A musculatura lisa tem como principal característica a contração e reveste as paredes dos vasos sanguíneos e da maioria dos órgãos do eixo abdômen-pelve e das vias aéreas. Sua atividade é regulada pelo sistema nervoso autônomo, ela e não recebe comando consciente para se mover. Sua atuação é considerada lenta.

Os músculos cardíacos, embora sejam estriados (como os músculos esqueléticos), são involuntários. Movimentam-se de forma rítmica numa estimativa média de cem mil vezes por dia para atender à principal demanda do coração: bombear sangue para os pulmões e para o resto do corpo. Também funcionam seguindo os comandos automáticos do sistema nervoso autônomo. Seu ritmo de contração é rápido.

O músculo esquelético é o tecido que merece mais atenção por ser o responsável por produzir toda e qualquer ação que envolva o nosso corpo. Temos à nossa disposição 629 músculos e, quando eles se contraem, tracionam os tendões, numa transferência de força que é usada para puxar os ossos em que estão inseridos.

5.2. Aplicação do toque terapêutico visando ao tecido muscular em condições saudáveis

Os dedos de ambas as mãos devem estar tocando a superfície do corpo do paciente. As pontas dos dedos deslizam em sentido anterior e posterior às unhas dos dedos, num movimento impulsionado a partir da articulação dos punhos (ver Figura 5.2). Tenha claro em qual fibra muscular está tocando e procure tocar em toda a extensão do músculo.

Toque de soltura

Figura 5.2 – Toque de soltura

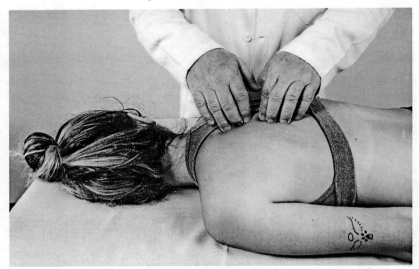

Fonte: L. C. Garves (2023)

Após três minutos, apoie ambas as mãos sobre a região massageada. Deslize as mãos em sentido circular, abrangendo tanto a área massageada quanto partes ainda não tocadas. Está mais macia? Percebe alguma vibração proveniente de melhora da circulação?

Pausa após um tempo de massagem

Após realizar qualquer tipo de massagem, e para que o músculo tenha tempo de acomodar o que foi estimulado, sugerimos apoiar ambas as mãos na região que recebeu o estímulo do toque terapêutico. Apenas observe a respiração e a alteração do calor produzido nessa área. Você pode visualizar que suas mãos penetram na pele do paciente, ajudando-o a receber mais relaxamento. Quando perceber que o músculo está apto a novos estímulos, siga com os procedimentos dos toques de soltura, ou outro toque, caso seja a necessidade do paciente.

Deslizamento no sentido da fibra muscular

Figura 5.3 – Massagem de deslizamento

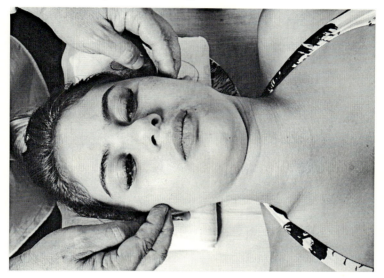

Fonte: L. C. Garves (2023)

Alguns dos pequenos músculos deverão ser massageados com uma pressão mais suave do que a usada em fibras mais fortes.

Apoie os dedos no local desejado e crie o hábito de massagear no sentido da fibra, deslizando as pontas dos dedos ao longo delas (ver Figura 5.3). Se o toque for mais profundo, esse deverá ser sempre no sentido do coração.

6

ALTERAÇÕES NO TÔNUS MUSCULAR

Figura 6 – Tecido muscular

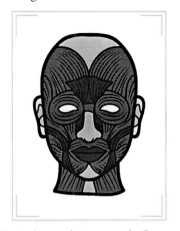

Fonte: banco de imagens do Canvas, retrabalhada pelo autor (2023)

Tônus muscular é o termo utilizado para designar o grau de tensão em que se encontra o tecido muscular. Em condições normais, algumas fibras musculares estarão sempre contraídas, enquanto outras relaxadas. Nem sempre as contrações musculares serão suficientes para produzir um movimento adequado, mas podem ser de suma importância para a manutenção da postura, por exemplo, para a contração da musculatura da nuca para impedir que a cabeça caia para a frente. Essa contração particular da musculatura é responsável pelo seu tônus básico, e quase sempre ocorre de maneira inconsciente. Outro fator que confere um melhor resultado tônico é o fato de o músculo ser constituído, em sua maior parte, de proteínas. Por osmose, a proteína atrai água, e com a presença de mais água, as fibras musculares adquirem consistência mais firme. O músculo pode perder tônus e tornar-se flácido com o rompimento total ou parcial do nervo ligado a ele, pois com o estímulo nervoso comprometido, o músculo pode não contrair o suficiente para produzir tônus muscular. Estados de tensão emocional também podem aumentar o tônus muscular, fazer o indivíduo gastar mais energia e entrar em fadiga.

Ao desejar para o paciente boas condições de movimento corporal, devemos priorizar o ajuste tônico, ou seja, procurar fazer com que as fibras musculares não estejam nem muito contraídas nem muito relaxadas. Nessa condição, a contração muscular é mais rápida e eficiente ao receber o estímulo nervoso.

O Método Meir Schneider – Self-Healing® propõe técnicas de massagem que favorecem e regulam o equilíbrio tônico, bem como a concentração ideal dos líquidos dentro da estrutura muscular. Veremos a seguir a aplicação dos toques terapêuticos tanto no músculo com baixa tonicidade (hipotônico) quanto no músculo com alta tonicidade (hipertônico).

6.1. Músculo hipertônico

Quando o tônus muscular está aumentado, dizemos que ocorreu uma hipertrofia ou o músculo está hipertônico, o que denota uma condição de tensão exagerada no músculo ou em certos grupos musculares. Pode ocorrer de forma saudável, por exemplo, quando uma pessoa faz uso de exercícios de musculação, ou pode ter origem patológica. Nesse segundo caso é possível encontrar uma musculatura em condições de tônus excessivo. Como mencionado acima, estados de tensão emocional também podem aumentar o tônus muscular alterando as condições físicas do músculo e gerando a sensação física de tensão muscular. Com a musculatura hipertônica, há um gasto de energia maior que o normal, o que leva à fadiga muscular.

O entendimento de como ocorre a hipertrofia muscular é fator de importância para o terapeuta corporal. Ela pode ser temporária, ou seja, com duração apenas enquanto estiver praticando os exercícios ou recebendo massagens, ou crônica, quando o músculo permanece nesse estado hipertônico (expandido) após três meses sem atividades. De acordo com Gallup, nesse trabalho com o Método Meir Schneider – Self-Healing, a massagem apropriada produz efeito mecânico capaz de hipertrofiar os músculos[11]. Quando a carga mecânica, proveniente dos exercícios, se torna muito elevada, ela provoca estresse à fibra muscular, que a faz aumentar de tamanho para preventivamente suportar outras cargas ou mais peso. Esse é um aspecto importante para o terapeuta que aplica massagem e prescreve exercícios, principalmente quando o músculo do paciente se encontra em condições mais vulneráveis. Nesses casos, deve observar se o seu toque terapêutico não está sendo forte demais para essas condições de fragilidade tônica.

6.1.1. Toque profundo

Quando o músculo se encontra em tensão demasiada, o toque terapêutico deverá ser feito com mais firmeza. Nesses casos, devemos massagear

---

[11] GALLUP, C. *Effects of the Meir Schneider Self-Healing Method on muscular dystrophy*. San Francisco: San Francisco State University Faculty, 1997. Há uma tradução resumida dessa dissertação de mestrado elaborada por Beatriz Nascimento e coautores, intitulada *A distrofia muscular e o método Self-Healing*, disponível em: https://autocuraemovimento.com.br/a-distrofia-muscular-e-o-metodo-self-%c2%ad-healing. Acesso em: 12 maio 2023.

o indivíduo seguindo o alinhamento das fibras musculares. Para facilitar a soltura do músculo rígido, pode-se utilizar, em alternância com a massagem, uma compressa de água quente.

Muitas vezes a liberação da rigidez presente em uma determinada região favorece o relaxamento de outras partes do corpo. Em um estudo mais recente, foi demonstrado que a massagem terapêutica produz um aumento significativo na temperatura da pele na área massageada bem como em áreas não massageadas[12].

Atenção: verificar as condições dos músculos que irão receber o toque profundo é um cuidado indispensável. Verifique se há alguma alteração na pele, como ruborização (vermelhidão) concentrada. Essa pode ser apenas uma condição de pequena hemorragia, sem complicações, como também pode indicar concentração de êmbolos. Nesse segundo caso a massagem se torna extremamente contraindicada. Suspeitando de quaisquer alterações indesejáveis, você deve sempre consultar o médico do paciente para saber das reais condições daquele tecido.

Massagem profunda com apoio dos cotovelos

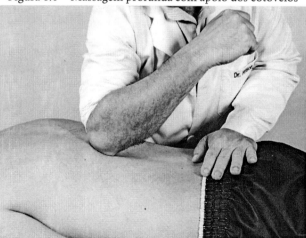

Figura 6.1 – Massagem profunda com apoio dos cotovelos

Fonte: L. C. Garves (2023)

---

[12] SEFTON, J. M. et al. Therapeutic massage of the neck and shoulders produces changes in peripheral blood flow when assessed with dynamic infrared thermography. *The Journal of Alternative and Complementary Medicine*, Nova York, v. 6, n. 7, p. 723-732, jul. 2010.

Essa massagem deve ocorrer sempre no sentido do coração de quem está sendo massageado. Apoie um dos cotovelos sobre a fibra muscular e deslize-o com ajuda de um creme ou óleo de massagem (ver Figura 6.1). Utilize o peso do seu corpo para realizar a pressão necessária, lembrando-se de reduzir as tensões do ombro e demais partes do seu corpo ao realizar o procedimento do toque terapêutico. Não se esqueça de que toda vez que você estiver contraído, estará reduzindo a sua sensibilidade, ou seja, estará percebendo menos o corpo do paciente.

Massagem profunda com apoio das mãos ou do polegar

Figura 6.2 – Massagem profunda com apoio das mãos ou do polegar

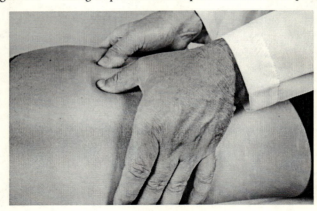

Fonte: L. C. Garves (2023)

Nesse caso, a massagem é feita quando se necessita de um toque menos profundo que aquele realizado com os cotovelos. Também deve-se deslocar os dedos com ajuda de óleo ou creme e sempre no sentido do retorno venoso, ou seja, indo em direção ao coração (ver Figura 6.2).

6.2. Músculo hipotônico

Ao contrário do músculo hipertônico, o tônus muscular hipotônico é uma condição de muito pouca ou de quase nenhuma tensão muscular. Um indivíduo apenas estará completamente sem tônus se estiver em condições de total inconsciência. Assim, em condições normais, todos nós temos algum tônus muscular, porém, no estado de baixo tônus, o músculo pode levar mais tempo para iniciar a contração ou não conseguir realizar contração que produza qualquer movimento.

As causas para esse quadro podem ser muito variadas, envolvendo tanto o sistema nervoso (cérebro, medula espinhal e nervos) como o próprio músculo. Dependendo da gravidade desse estado, o movimento e a sustentação postural ficam comprometidos. Quando há ruptura do nervo que estimula um músculo, esse perde tônus e se torna flácido. Assim, a hipotonia pode ser um sinal de fraqueza muscular ou uma condição de muito maior gravidade.

Em todos os casos, o Método Meir Schneider – Self-Healing® propõe, por meio de específica aplicação de massagens, formas de tonificação desses tecidos[13].

6.2.1. Massagem de suporte para o músculo hipotônico

Figura 6.3 – Massagem de suporte para o músculo hipotônico

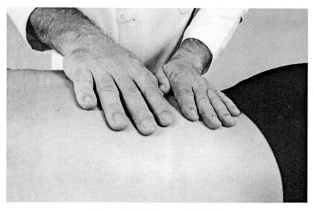

Fonte: L. C. Garves (2023)

Essa manobra consiste em apoiar bem as palmas das mãos, assim como todos os dedos, de forma completa na região que compreende o músculo que se encontra com baixo tônus. Com a devida apalpação, você deverá perceber isso. Os movimentos devem ser executados em sentido circular e a pressão deve ser firme (ver Figura 6.3). O peso das mãos deve ser adequado às condições dos músculos, nunca pesando em demasia. Lembre-se de que a massagem provoca um estímulo mecânico e energético, que deve

---
[13] GALLUP, 1997.

ser rigorosamente adequado às condições do músculo que está recebendo o toque terapêutico. O músculo fraco certamente estará necessitando de aporte sanguíneo, mas a carga das mãos deve ser o que ele suportar.

6.2.2. Algumas das condições clínicas que podem provocar hipotonia

- Problemas de má formação cerebral;
- encefalopatias em função de falta de oxigenação no cérebro do bebê;
- distúrbios neuromotores;
- botulismo infantil (dificuldade de o nervo enviar estímulos aos músculos);
- miastenia gravis;
- distúrbios ou defeitos genéticos como os da síndrome de Down;
- hipotireoidismo congênito;
- ataxias;
- distrofia muscular progressiva.

Em todos esses casos, devemos avaliar onde o trabalho com o toque terapêutico deve ser estabelecido, visando à reparação no tecido muscular, nos nervos, nas articulações, fáscias etc. A massagem de suporte descrita anteriormente é indicada para essas condições.

A seguir, daremos atenção especial à distrofia muscular progressiva, pois foi com o resultado desse trabalho, destinado à população com distrofia muscular progressiva, que Meir Schneider recebeu um título de Ph.D. em Artes Terapêuticas.

6.2.3. Distrofia muscular – o tratamento começa com a massagem

A distrofia muscular progressiva é um distúrbio congênito caracterizado pelo enfraquecimento progressivo e simétrico dos músculos esqueléticos, sem provocar danos sensoriais e defeitos neurais. É importante ressaltar que, concomitantemente às perdas musculares, ocorre no local desses músculos uma formação de tecido conjuntivo e gorduroso, ambos não contráteis, denominado de pseudo-hipertrofia.

São vários os tipos de distrofia muscular, dentre os mais comuns estão os seguintes: distrofia de Duchenne, distrofia de Becker, distrofia dos membros e a distrofia facioescapuloumeral. O tratamento com as massagens é semelhante em todas elas.

Massagem de suporte

Figura 6.4 – Massagem de suporte

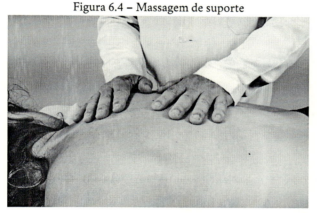

Fonte: L. C. Garves (2023)

Essa massagem deve ser realizada como a que foi descrita em "Massagem de suporte para o músculo hipotônico", porém com muito menor pressão. As palmas das mãos, bem como os dedos, devem estar todos apoiados sobre a superfície em que se encontram os músculos distróficos, e devem deslizar em forma de círculos (ver Figura 6.4). Para facilitar a visualização de um toque apropriado, considere à sua frente uma vasilha contendo gelatina preparada. Imagine, agora, como seria o seu toque, firme, com mãos bem presentes, sem que se rompesse a película que se forma na superfície da gelatina. Seu toque deve ser semelhante a essa massagem sobre a gelatina, considerando a preservação das fibras dos músculos. A pessoa que recebe a massagem deve ter, ainda, a sensação de que as mãos do terapeuta corporal estão presentes enquanto é tocado por ele. Para isso, você pode imaginar que suas mãos penetram a pele do paciente.

Deve-se fazer essa massagem antes de se empregar as demais massagens de distrofia muscular.

Massagem de reconstrução

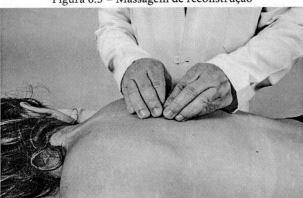

Figura 6.5 – Massagem de reconstrução

Fonte: L. C. Garves (2023)

A massagem de reconstrução envolve apenas a ponta dos dedos, que devem mover-se em círculo numa abrangência muito pequena (ver Figura 6.5). Ao escolher a área que deve receber esse tipo de massagem, os dedos do terapeuta corporal devem oscilar entre toques suaves a muito suave, visualizando os dedos penetrando a pele do paciente. Ao perceber que a área massageada sofre pequeno estufamento, mova os dedos para uma outra área de abrangência.

Massagem de liberação

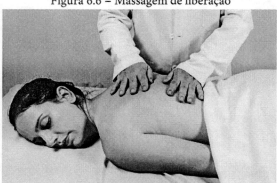

Figura 6.6 – Massagem de liberação

Fonte: L. C. Garves (2023)

O terapeuta apoia todos os dedos e as mãos sobre a área que irá massagear, fazendo-os vibrar, movimentando dedos e mãos para os lados (ver Figura 6.6). Devemos estar atentos para não colocar muita pressão sobre os dedos e as mãos. Essa manobra não apenas ajuda na liberação das tensões dos músculos, como também reduz a substituição de tecido conjuntivo que normalmente se forma ocupando as áreas que anteriormente eram dos músculos distróficos.

Se o músculo estiver muito distrófico ou sensível para ser tocado, o terapeuta deve, antes de massageá-lo, realizar alguns movimentos circulares nas articulações próximas à área sensível, bem como massagear a região adjacente ao ponto crítico. Procure realizar massagens em alternância com movimentos, usando também exercícios de respiração e visualização (ver Capítulo 9: Tecido nervoso/Organização do sistema nervoso e Capítulo 10: Sistema respiratório).

Movimentos complementares ao trabalho com as massagens para distrofia muscular progressiva (DMP)

Além das massagens, o tratamento de portadores de distrofia muscular deve ser desenvolvido juntamente à realização de exercícios moderados, sempre iniciando com o movimento passivo, antes das orientações sobre os exercícios ativos. Devemos prestar atenção aos sintomas que acompanham o quadro de DMP, como fibromialgia, compressão de nervo, tensão localizada. A intensidade das sessões deve ocorrer de acordo com a meta previamente estabelecida de ganho das funções.

Os movimentos devem ser circulares e multiplanares (em diferentes planos: rotação, circundução, lado a lado, para frente e para trás). Se possível, procure realizar parte dos movimentos dentro de uma piscina ou banheira.

6.3. Câimbras

As câimbras são contrações involuntárias e dolorosas que ocorrem nos músculos esqueléticos. Os motivos para tal ocorrência são as baixas concentrações sanguíneas de cálcio, potássio ou a baixa concentração de oxigênio no sangue. Embora seja um assunto ainda em estudo, o acúmulo de ácido lático no tecido é uma das principais causas para a câimbra. Para Schneider, no trabalho com o indivíduo com câimbra, devemos dar maior atenção à liberação do tecido conjuntivo do que à musculatura propriamente dita. Depois desse procedimento, devemos realizar massagem de soltura dos músculos antagonistas (ver Capítulo 14: Corpo em movimento/Fluidez nos movimentos), além do trabalho de contração resistida (ver Capítulo 8: Tecidos de suporte: ossos e cartilagens/Movimentos contrarresistidos).

Apresentamos duas formas de massagem para o músculo com câimbra, tanto para alívio de dor quanto para a melhora das condições nutricionais dos tecidos.

Massagem suave e de vibração sobre o músculo

Figura 6.7 – Massagem suave e de vibração sobre o músculo

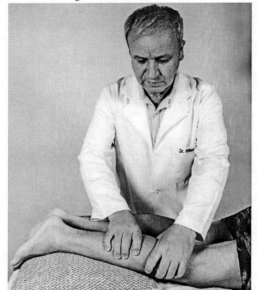

Fonte: L. C. Garves (2023)

Para essa massagem, o terapeuta deve apoiar mãos e dedos sobre a área a ser massageada, porém a concentração do toque deve estar localizada nas proximidades dos punhos. Essa região deve ser massageada em sentidos laterais às mãos, num ritmo de vibração (ver Figura 6.7). A pressão deve ser colocada de acordo com a necessidade da área: músculos mais fortemente contraídos com mais pressão, e áreas mais fragilizadas, ou com relato de dor, com uma pressão mais suave.

Massagem com alongamento sobre o músculo

Figura 6.8 – Massagem com alongamento sobre o músculo

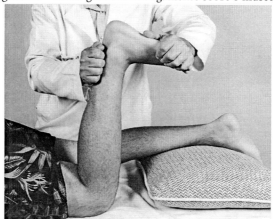

Fonte: L. C. Garves (2023)

Se determinado músculo se encontra em tensão, certamente o indivíduo terá maior dificuldade para contraí-lo e produzir movimentos adequados. Para melhorar essa condição, podemos realizar um procedimento que combina tanto o relaxamento do músculo, para a redução da tensão, quanto o alongamento de sua fibra por meio de um movimento excêntrico. Procedendo dessa maneira, podemos atingir camadas mais externas ao músculo com o alongamento e camadas mais internas do feixe muscular com a realização da massagem a seguir.

Com uma das mãos, alongue o músculo e o tendão onde a manobra se faz necessária (ver Figura 6.8). Com a outra mão fechada, ou em concha, dê algumas batidinhas para liberar tanto o músculo quanto os tecidos conjuntivos que podem estar prendendo aquele grupo de músculos (ver próximo capítulo).

6.4. Tetania e fadiga muscular

Quando um indivíduo realiza atividades que exigem uma estimulação contínua de determinado músculo, isso faz com que o músculo atinja um grau máximo de contração. Essa condição poderá levar o músculo a uma contração permanente, mesmo após a interrupção da atividade. Esse estado é chamado de tetania.

Quando a tetania é muito prolongada, ocorre a fadiga muscular. O músculo fatigado, mesmo após o relaxamento, poderá ter sua capacidade de contração comprometida ou ineficiente por certo tempo.

Tanto a tetania quanto a fadiga muscular podem estar relacionadas à incapacidade de propagação do estímulo nervoso, por acúmulo de ácido lático ou mesmo por deficiência de ATP. Assim, durante uma atividade com o paciente, se houver exagero de esforços em seus movimentos, os músculos mais solicitados ficarão cansados ou ele poderá sentir dor, estejam seus músculos numa condição muscular saudável ou fragilizada. Nesses casos, a massagem poderá ser realizada com o intuito de suprir qualquer uma dessas carências. A seguir, duas técnicas que podem ajudar nesse sentido.

Massagem de fricção suave para músculos fracos

Figura 6.9 – Massagem de fricção suave para músculos fracos

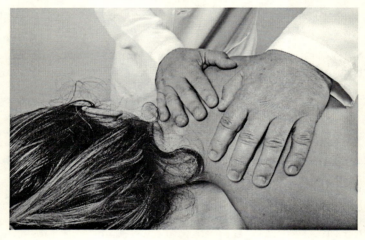

Fonte: L. C. Garves (2023)

As massagens de fricção suave servem para ajudar os músculos no relaxamento, bem como no restabelecimento energético (entrada de nutrientes e oxigênio). O toque deve ser realizado com a presença total das mãos (mãos e dedos) sobre a área massageada, e a vibração deve ser realizada em todas as direções (ver Figura 6.9). A pressão deve ser suave e gradativa, de acordo com a necessidade e com as condições das fibras musculares.

Massagem de fricção vigorosa para músculos fortes e fatigados

Figura 6.10 – Massagem de fricção vigorosa

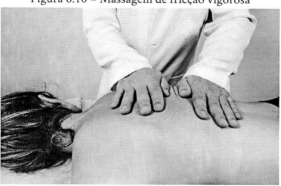

Fonte: L. C. Garves (2023)

Essa massagem é realizada com ambas as mãos bem firmes, no corpo do paciente, e deve ser utilizada nas áreas onde o músculo é forte e se encontra em grande tensão. Toda a mão é movimentada, em vibração, em todas as direções (ver Figura 6.10). A pressão é distribuída por igual entre os dedos e as palmas das mãos. O foco do movimento se dá no punho, que deve estar flexível o bastante para o deslocamento de ambas as mãos. Esse procedimento pode ser realizado em combinação com o toque profundo nos músculos, na direção da fibra muscular.

6.5. Distensão e estiramento muscular

Tanto a distensão quanto o estiramento muscular ocorrem quando a fibra muscular é alongada para além do seu limite, provocando lesões ou rupturas tanto dos tecidos musculares, quanto dos tendões ligados a ele. Também há rompimentos dos vasos sanguíneos que irrigam esses músculos.

A distensão muscular é o rompimento do músculo em decorrência de um esforço repentino durante a realização de uma atividade qualquer ou de uma prática esportiva. Pode ser também oriunda de exercícios repetitivos e prolongados, que solicitam sempre os mesmos músculos. Em geral, isso ocorre quando o corpo não foi devidamente preparado para realizar a atividade ou o esporte, como falta de aquecimento, descanso insuficiente, ausência de alongamento prévio ou mesmo o não planejamento da quantidade de carga empregada na atividade.

Em geral o paciente vítima de distensão muscular sente muita dor, além dos sintomas de edema (inchaço), hematoma (vermelhidão) e dificuldades para movimentar a área lesionada. Nesse caso recomendamos não apenas a massagem suave para ajudar a autorreparação das fibras musculares, como também a aplicação de gelo no local.

O estiramento muscular, embora provoque muita dor, não chega a ser sinal de rompimento de fibras musculares.

Em ambos os casos, é muito importante que o tratamento se dê o quanto antes para evitar que as lesões se compliquem, evitando-se sequelas indesejáveis.

Nesse caso, o músculo lesionado necessita de repouso para a sua regeneração, portanto, deve-se ter cautela tanto com os toques terapêuticos quanto com os movimentos.

Massagem de reconstrução suave, em alternância com compressa fria

Figura 6.11 – Massagem de reconstrução suave

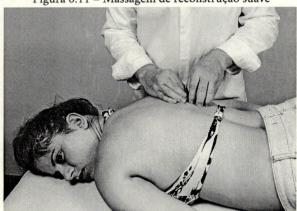

Fonte: L. C. Garves (2023)

Nesse caso, a massagem deve ser feita de forma suave no local da dor e um pouco mais forte nas áreas em volta à lesão muscular (ver Figura 6.11).

A massagem é realizada com as pontas dos dedos e deve ser procedida em círculos. A pressão deve ser suave. Sua atenção deve estar focada na reparação tecidual e na irrigação local. Recomendamos o uso de óleo durante esse procedimento.

Figura 6.12 – Compressa fria

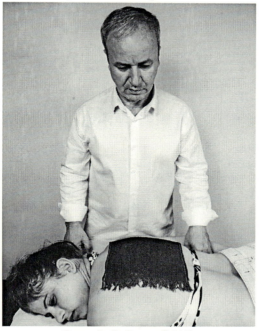

Fonte: L. C. Garves (2023)

Após três minutos de massagens, aplique no local uma toalha umedecida com água fria por uns dois minutos (ver Figura 6.12). O frio produz efeitos de analgesia, reduz o edema, estanca o sangramento interno e auxilia no processo anti-inflamatório. Retire a toalha fria e novamente faça a massagem deslizante em círculo.

Repita a alternância desses dois procedimentos por uns 20 minutos, realizando ora a compressa ora a massagem.

TECIDO CONJUNTIVO (FÁSCIAS E TENDÕES)

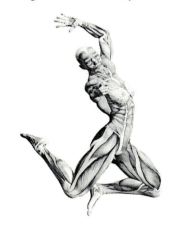

Figura 7 – Tecido conjuntivo

Fonte: PhotosVac/Depositphotos.com (2018)

Além de atuar diretamente na mobilidade e no alongamento, é por meio do tecido conjuntivo que o indivíduo tem a consciência de unidade de todo o corpo. Ao se aplicar uma massagem ou realizar qualquer outro estímulo mecânico — como alongamento ou movimento passivo —, o tecido conjuntivo não apenas sofrerá alteração a partir da estrutura que está sendo estimulada, como propiciará ao indivíduo novas referências sensoriais relativas a outras partes do seu corpo que estejam envolvidas com essa região. Assim, uma massagem que envolva esse tecido ajuda a pessoa no desenvolvimento da consciência corporal, um dos principais objetivos do Método Meir Schneider – Self- Healing.

O tecido conjuntivo, por estar presente praticamente em toda a extensão do corpo de forma contínua, permite a interação entre suas diferentes partes, como tronco e membros. Embora não tenha características de contração, como tem o músculo, ele engessa ou libera as estruturas do corpo, possibilitando, desde que em condições saudáveis, que cada segmento corporal em particular funcione de forma autônoma e adequada. Por outro lado, podemos observar a pouca mobilidade que tem um idoso, em decorrência do envelhecimento do tecido conjuntivo, pois, nessa condição, a musculatura esquelética associada comprime-se pela densidade e enrijecimento desse tecido, limitando os movimentos. Pessoas nessas condições se beneficiam muito com um toque terapêutico que consiga abrir espaços entre os tecidos conjuntivos e a musculatura correlacionada.

O tecido conjuntivo é composto de fibras, que podem ser colágenas, resistentes à tração, elásticas ou reticulares (em grade). Na eventualidade de o corpo sofrer algum tipo de lesão ou trauma que resulte numa ameaça de deformidade tecidual, um novo tecido conjuntivo é formado para ocupar o espaço provocado pela lesão ou trauma. Esse mecanismo ocorre de forma natural, numa resposta de força e tração de suas fibras.

Em algumas ocasiões, deverá constar nos objetivos de quem aplica os toques terapêuticos a remoção do acúmulo desse tecido conjuntivo, com o fim de melhorar o desempenho orgânico do indivíduo. Para isso, é só seguir as orientações das manobras e massagens apresentadas a seguir.

Considerando o papel que desempenha no organismo e a sua relevância, para conseguir um trabalho corporal eficiente, faz-se necessário envolver o tecido conjuntivo. Podemos citar como exemplo o caso de uma pessoa com a musculatura paravertebral extremamente enrijecida. Para relaxar essa musculatura, gastaríamos um bom tempo de massagem nessa região. Porém, tendo o conhecimento de que o tecido conjuntivo comprime e também libera tanto os músculos como os ossos, podemos realizar previamente um toque profundo na parte posterior das coxas com o intuito de atingir o tecido conjuntivo (ver a seguir a manobra de massagem de toque profundo). Esse deve ser um toque profundo e pontual para possibilitar uma descompressão do tecido conjuntivo, o que resultará na liberação dos músculos das costas, facilitando o relaxamento dos músculos paravertebrais por meio do toque terapêutico realizado nas coxas.

Foi demonstrado que a manipulação do tecido conjuntivo melhora a dor, a mobilidade bem como a dor crônica da região lombar[14]. Na manipulação miofascial a imediata liberação dos tecidos é sentida e isso é devido principalmente à fáscia que é densamente inervada e possui mecanorreceptores que respondem à pressão manual. A estimulação desses receptores sensoriais leva a uma diminuição da atividade simpática bem como a mudanças na viscosidade do tecido local. Além disso, existem células de músculo liso na fáscia que está envolvido na contratilidade da fáscia. Dessa forma, Schleip[15,16] propôs um modelo de plasticidade dinâmica da fáscia para

---

[14] CELENY, S. T.; KAYA, D. O.; UCURUM, S. G. Adding connective tissue manipulation to physiotherapy for chronic low back pain improves pain, mobility, and well-being: a randomized controlled trial. *J. Exercise Rehab.*, [s. l.], v. 15, n. 2, p. 308-315, 2019.

[15] SCHLEIP, R. Fascial plasticity – a new neurobiological explanation: part 1. *J. Bodywork Mov. Ther.*, [s. l.], v. 7, p. 11-19, 2003a.

[16] SCHLEIP, R. Fascial plasticity – a new neurobiological explanation: part 2. *J. Bodywork Mov. Ther.*, [s. l.], v. 7, p. 104-116, 2003b.

a terapia miofascial que está relacionado com o sistema nervoso central, autônomo e a anatomia da fáscia. Cieślik e coautores[17] mostraram que a manipulação do tecido conjuntivo tem um efeito imediato na redução da atividade simpática. Além dos mecanismos neurofisiológicos envolvidos, a terapia manual altera o tônus muscular, muda a consistência da matriz extrafibrilar e, portanto, provavelmente também afeta as propriedades mecânicas da fáscia, alterando sua viscoelasticidade e suas propriedades de absorver choques[18].

Em muitos casos, a aplicação do movimento passivo, além do movimento ativo, também é realizada com o intuito de liberar o tecido conjuntivo.

7.1. Classificação dos tecidos conjuntivos

Os tecidos conjuntivos são diferenciados de acordo com as fibras que os compõem. São essas fibras que dão o nome e indicam a função de cada um deles. É por meio dessas particularidades de classificação que traçamos as nuances do trabalho com os toques terapêuticos segundo o Método Meir Schneider – Self-Healing.

7.2. Fáscias

As *fáscias* estão organizadas no corpo humano em forma de camadas, envolvendo e separando ossos, músculos e órgãos, e preenchendo espaços corporais (ver Figura 7.1). Trabalhá-las com as massagens significa possibilitar uma outra maneira de organizar as partes que compõem o corpo. Elas são constituídas por fibras de colágeno e podem ser classificadas como musculares ou viscerais. No exemplo da Figura 7.1, temos uma fáscia visceral presente na parede do abdômen. No contexto dos revestimentos dos músculos, há uma relevância muito grande no que tange ao presente trabalho.

As fáscias musculares, também conhecidas como *fáscias profundas*, atuam envolvendo os músculos, ossos, nervos e vasos sanguíneos. Ao envolver os músculos, elas permitem que esses deslizem uns sobre os outros com mais facilidade. Um exemplo de fáscia muscular são as *aponeuroses* presentes na

---

[17] CIEŚLIK, B. *et al.* The effect of a single massage based on the tensegrity principle on postural stability in young women. *J. Back Musculoskelet Rehabil.,* [s. l.], v. 30, n. 6, p. 1197-1202, 2017.

[18] BARNES, M. F. The basic science of myofascial release: morphologic change in connective tissue. *J. Bodywork Mov. Ther.,* [s. l.], v. 1, n. 4, p. 231-238, 1997.

estrutura do corpo. Iremos abordar as *fáscias viscerais* quando for tratado o sistema digestório, no capítulo 12.

Figura 7.1 – Fáscia presente na parede abdominal

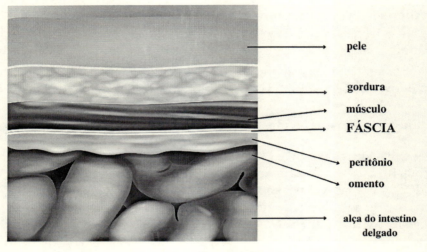

Fonte: Sakurra/Depositphotos.com (2022)

É importante compreender que o fato de as fáscias estarem acomodadas no corpo formando redes de conexão faz com que o trabalho numa determinada região corporal reverbere em outra parte correlacionada. Por exemplo: como os músculos do pescoço estão ligados com os músculos isquiotibiais? De que forma uma massagem nas coxas proporciona uma sensação de alívio de dor na região cervical? Isso se dá por meio dessa conexão estabelecida pelas fáscias, o que dá a esse tecido sua característica particular: propiciar a noção de unidade e integração corporal. A massagem que é praticada nas fáscias visa sobretudo a:

a. manter os tecidos mais livres e flexíveis;

b. permitir que as camadas teciduais estejam descoladas umas das outras;

c. reorganizar e reposicionar os tecidos com o intuito de reduzir as deformidades e os encurtamentos.

7.2.1. Tipos de intervenção para ajudar na liberação das fáscias

a. Compressa com água morna

As compressas com água morna podem ser utilizadas em alternância com os toques terapêuticos ou apenas antecedendo a aplicação das massagens, pois o calor ajuda no relaxamento das fáscias e permite uma melhor intervenção na área desejada. Nesse caso, são utilizadas uma bacia contendo água morna e uma pequena toalha. Depois de umedecida na água morna, deve-se retirar o excesso de água da toalha e, ainda mantendo o calor, aplicá-la sobre a região em que se pretende massagear as fáscias. A toalha deve ser mantida no local até começar a esfriar. Esse procedimento deve ser repetido algumas vezes, por até uns 10 minutos. Deve-se observar as condições do tecido, pois, em caso de traumas e lesões, pode haver algum derramamento interno de sangue. Nesse caso, a utilização de compressa quente pode aumentar a hemorragia interna, o que torna esse procedimento contraindicado.

b. Pinçamento seguido de rolamento dos dedos

Figura 7.2 – Massagem de pinçamento

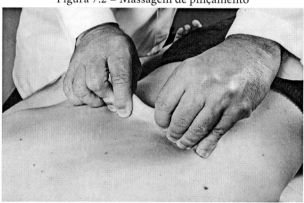

Fonte: L. C. Garves (2023)

Essa massagem é realizada com os dedos em forma de pinça. Os punhos devem estar soltos e, embora com suavidade, deve-se ter firmeza nas pontas dos dedos das mãos para realizar o descolamento da fáscia entre a pele e o tecido muscular (ver Figura 7.2). Após realizar o pinçamento, os dedos das mãos devem rolar sobre a pele com o intuito de desgrudar a camada seguinte. Pode ser indicado o uso de uma toalha, separando a pele do paciente, com o intuito de dar maior aderência nas mãos para puxar a pele e os tecidos adjacentes a ela.

c. **Rolamento com tapotagem dos dedos**

Figura 7.3 – Rolamento com tapotagem

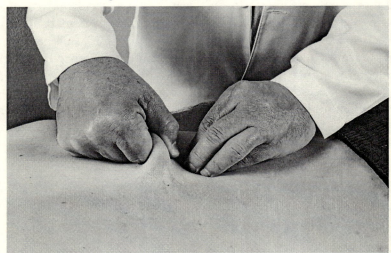

Fonte: L. C. Garves (2023)

Nesse caso, a massagem deve ser feita como na técnica anterior, porém o rolamento dos dedos é realizado em alternância com a tapotagem dos dedos (batidas leves com as pontas dos dedos) sobre o local que está sendo manipulado (ver Figura 7.3). Ela é utilizada quando há muita aderência entre o músculo e a fáscia, ou seja, quando o tecido muscular se encontra "preso" no tecido conjuntivo adjacente. A massagem de tapotagem com os dedos deve ser realizada em ambos os lados da pele pinçada (acima e abaixo dos dedos que pinçam), sendo que uma das mãos é utilizada para pinçar enquanto a outra realiza a tapotagem. A tapotagem é feita ainda com a pele pinçada, pois nesse estado o tecido conjuntivo está sendo alongado e, com a batida, pode-se alcançar um nível um pouco mais profundo na liberação do tecido conjuntivo "preso". Deve ser feita sempre respeitando o limite de dor do paciente.

d. **Tapotagem na lateral das coxas ou massagem de descompressão**

Figura 7.4 – Tapotagem na lateral das coxas

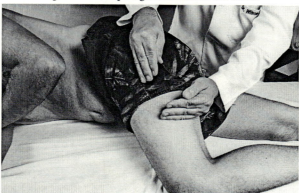

Fonte: L. C. Garves (2023)

Nessa técnica, os punhos devem estar bem soltos e as mãos devem estar leves ao tocar a pele do massageado. O toque é feito com batida das mãos, seguida de torção lateral dos punhos, exatamente como as crianças e adolescentes brincam de "jogar bafo" (ver Figura 7.4). O intuito do jogo é virar o maior número de figurinhas, em cada lance, com as mãos. A dica para isso não é força, mas sim delicadeza e firmeza. Entendendo que o objetivo da técnica é soltar o tecido conjuntivo, fica mais fácil se você puder praticar o movimento com figurinhas ou pequenos papéis recortados para esse treino. Essa massagem também é indicada para as fases não agudas dos casos de ciática (inflamação no nervo ciático), pois ela realmente ajuda a descomprimir os tecidos dos nervos que estão eventualmente sendo comprimidos pelos tecidos à sua volta. Uma dica para melhorar o desempenho dessa massagem é deslizar as mãos com o intuito de massagear a região lombar.

e. **Toque profundo**

Meir Schneider[19] afirma que alguns hábitos nocivos, como andar de forma enrijecida, comprometem o tecido conjuntivo ao redor dos músculos internos da coxa. Assim, um toque mais profundo se faz necessário para quebrar o excesso de tecido conjuntivo e liberar os músculos. Já apresentamos uma técnica de massagem de toque profundo no capítulo sobre

---

[19] SCHNEIDER, 1998, p. 108.

músculos, quando esses se encontram em condições hipertônicas. Aqui, sugiro uma variação daquela manobra, em relação ao posicionamento das mãos do terapeuta sobre o paciente: com suas mãos fechadas, mantenha a parte externa das primeiras falanges tocando a coxa do paciente. Deslize suas mãos na direção das fibras musculares. Utilize um creme ou óleo para massagem para ajudar no deslizamento de suas mãos. Repita essa manobra algumas vezes, no ritmo da respiração e com a pressão suportável às condições do paciente. Para realizar um toque profundo em qualquer parte do corpo, deve-se preparar previamente toda a área circunvizinha, realizando movimentos passivos ou aplicando toques mais suaves.

7.2.2. Alongamentos

Os alongamentos são trações realizadas em partes do corpo de forma que as fibras musculares e as fibras colágenas do tecido conjuntivo ganhem comprimento entre suas extremidades, além de reduzir eventual tensão presente nesses tecidos. Vale lembrar que, nas condições de tecido muscular encurtado, há redução do número de sarcômeros em série (ver Capítulo 5: Tecido muscular) e, com isso, aparecimento de fibrose, ou seja, aparecimento de tecido conjuntivo ocupando a área que antes era de um tecido muscular contrátil e capaz de movimento. Dessa forma, há diminuição da mobilidade e de prováveis danos no tecido. Assim, o alongamento bem feito, ou seja, realizado no sentido das fibras musculares, respeitando o limite de dor, proporciona ganho de amplitude de movimento e melhora na mobilidade geral do indivíduo.

Os alongamentos devem ser realizados de maneira gradativa, sempre respeitando o limite do estiramento. Quando alcançar o limite de desconforto do paciente, você deve parar o estiramento e contar aproximadamente 20 segundos. Após esse tempo, você deve relaxar o músculo ou o tecido alongado. Procure realizar o estiramento seguindo o ritmo respiratório dele, alongando o membro durante a expiração e dando uma pausa de descanso enquanto a pessoa inspira.

Alongamentos simultâneos à massagem

Ao realizar massagem ao mesmo tempo em que se aplica o alongamento passivo é possível que você consiga atingir camadas mais profundas dos tecidos envolvidos no estiramento, sejam os músculos ou demais tecidos moles, como as fáscias. As técnicas de massagens realizadas concomitantes ao alongamento podem ser batidas leves, ou chacoalhamento, conforme descrito no Capítulo 6.

7.3. Tendões

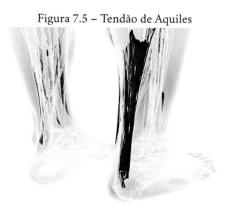

Figura 7.5 – Tendão de Aquiles

Fonte: Ingridat/Depositphotos.com (2013)

Os tendões são constituídos de tecido conjuntivo de material fibroso e de menor flexibilidade, composto por fibras colágenas dispostas em forma de onda. É aquela parte mais esbranquiçada presente no músculo e que se liga aos ossos (ver Figura 7.5). Os tendões estão localizados, portanto, entre os músculos e os ossos. Sua principal função é transmitir a força dos músculos aos ossos, proporcionando movimento ao esqueleto humano. Quando um músculo se contrai, ele exerce uma força sobre o tendão, que se reflete nos ossos correlacionados, gerando o movimento.

É importante saber que, na junção do tendão com o músculo e do tendão com a estrutura óssea, ocorre uma mescla do material celular de ambas as conexões do tecido (muscular e tecido ósseo). Essa observação pode ser útil quando você estiver massageando essa estrutura, pois o toque poderá ser diferente em ambas as extremidades do tendão.

Ao se trabalhar com o tendão, quase sempre é necessário incluir outros tecidos ligados ou próximos a ele, pois o tendão pode, por exemplo, estar encurtado por uma fraqueza muscular. Cito como exemplo o tendão de calcâneo, popularmente conhecido como tendão de Aquiles, que pode estar encurtado por fraqueza do músculo tibial anterior (localizado na parte anterior da perna e cuja principal função é elevar o pé). Com esse músculo enfraquecido, o pé cai (pé em equino) e o tendão se enrijece e encurta. Nesse caso, o terapeuta tem que agir pensando em realizar massagens e exercícios para fortalecer a parte anterior da perna[20], concomitante ao alongamento do tendão de Aquiles.

Veja a seguir alguns dos procedimentos que são realizados pensando na saúde dos tendões.

7.3.1. Manobras sobre os tendões

Toques profundos sobre os tendões

Figura 7.6 – Toques profundos sobre os tendões

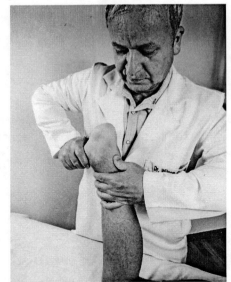

Fonte: L. C. Garves (2023)

Os toques mais profundos sobre os tendões são realizados nos casos em que o encurtamento proporciona um alto grau de enrijecimento. A sugestão é realizar pressões profundas ao longo do tecido, com o dedo indicador, no sentido distal para proximal, ou seja, em direção ao tronco (ver Figura 7.6).

---
[20] GALLUP, 1997.

A massagem é realizada com deslizamento do polegar na superfície do tendão. Deve-se utilizar óleo ou creme para esse procedimento. A pressão deve ser realizada respeitando o limite de desconforto do massageado.

Massagem de vibração sobre o tendão calcâneo

Essa manobra tem o intuito de reverberar relaxamento e soltura dos tecidos conjuntivos e musculares.

Figura 7.7 – Massagem de vibração sobre o tendão calcâneo

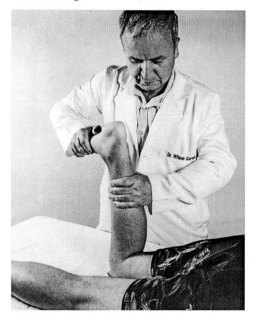

Fonte: L. C. Garves (2023)

O paciente deve ficar em decúbito ventral (na impossibilidade, em decúbito lateral). Uma de suas mãos deve tocar o pé, de forma a envolver o metatarso e os artelhos (dedos do pé); a outra mão deve apoiar-se sobre os músculos da panturrilha (ver Figura 7.7). A técnica compreende sacudir o pé, produzindo movimentos de dorsiflexão e flexão plantar, várias vezes e em velocidade rápida e confortável. Como resultado, produzem-se vibrações não apenas no tendão de calcâneo, mas em praticamente toda a parte posterior do membro inferior. Esse procedimento ajuda a liberar tensões nas coxas, pernas e no pé (e às vezes também na região lombo-sacral) de forma indireta. Proporciona relaxamento e bem-estar ao manipulado. Seguindo essa manobra, pode-se realizar uma massagem na panturrilha, que é efetivo em aumentar a flexibilidade do tornozelo[21].

7.4. Tendinite nos membros superiores

Talvez seja esse o assunto de maior relevância para os próprios terapeutas corporais que aplicam, num único dia, várias sessões de massagem, pois eles mesmos podem ser candidatos a futuras lesões e outras complicações que envolvam os tendões e os ligamentos dos membros superiores. Um aspecto muito importante ao bom aplicador dos toques terapêuticos é saber como usar bem o próprio corpo, respeitando seus limites, cansaço, atenção etc. Tenho plena convicção de que, ao colocar em prática as informações contidas tanto no Capítulo 22 ("Condições relativas ao terapeuta para favorecer a aplicação do toque terapêutico"), quanto as do Capítulo 3 ("Desenvolvimento da sensibilidade e da força nas mãos do terapeuta corporal"), o terapeuta não precisará, ele mesmo, ser paciente de algum colega e ser submetido aos programas terapêuticos que descrevemos neste tópico.

Apesar de os tendões serem fibras bem resistentes, eles também podem inflamar. Os motivos podem ser variados, mas, em geral, fatores como esforço repetitivo nos movimentos, falta de alongamento, tensões de origem física e emocional ou má alimentação podem ser causa de lesão nesse importante tecido responsável por transmitir a força dos músculos aos ossos e gerar movimento. A maioria das lesões nos tendões está associada a incapacidades físicas e imobilidades dos trabalhadores, ou doenças ocupacionais classificadas como LER (Lesões por Esforços Repetitivos) e Dort (Distúrbio Osteomuscular Relacionado ao Trabalho). As mais conhecidas são: Síndrome do Túnel do Carpo, Tenossinovite Estenosante (Dedo em Gatilho), Tendinites dos Extensores dos Dedos, Epicondilite Lateral, Tenossinovite dos Flexores dos Dedos e Doença de Quervain.

Pessoas com esse quadro, inflamação dos tendões, sentem muitas dores e suas mãos tendem a ficar frias. Há dormências e dificuldades motoras nos membros superiores que acabam por produzir perda de força nas mãos. Nós, terapeutas corporais, podemos ajudar muito no alívio e na solução desses sintomas.

---

[21] PARK, J. *et al.* Application of massage for ankle joint flexibility and balance. *J. Phys. Ther, Sci.*, [s. l.], v. 29, n. 5, p. 789-792, 2017.

Como vimos até aqui, o Método Meir Schneider – Self-Healing® trabalha de forma holística e sistêmica, ou seja, integrando partes do corpo para beneficiar partes lesionadas e proporcionar bem-estar geral ao organismo. Não é diferente quando o assunto é tendinite, principalmente quando o paciente se encontra na fase aguda. Nesse caso, devemos liberar espaços teciduais para que a parte comprometida possa relaxar de forma indireta, melhorar o fluxo sanguíneo e iniciar um processo de autorregeneração tecidual.

Um dos procedimentos comuns a essa prática, utilizado de forma indireta para soltura dos tecidos dos membros superiores que se encontram lesionados, é realizar uma massagem por dentro da boca, com o fim de atuar no relaxamento dos músculos relacionados com a articulação temporomandibular (ATM). Veja mais sobre esses procedimentos no Capítulo 17, "Integrando pescoço e cabeça".

Dentro das práticas usuais para tratar as lesões de tendões nos membros superiores, temos o uso de talas ou goteiras para o repouso do membro afetado por tendinite. Compreendemos essa importância, mas consideramos também necessária uma atuação direta como massagem de *suporte* (ver p. 65) leve na área lesionada. O uso de compressa fria pode ser útil para atuar diretamente na inflamação, reduzindo o edema, aliviar a dor e preparar o tecido para receber uma massagem regenerativa.

Compressa fria

Método 1: saco plástico com pedras de gelo. Coloque algumas pedras de gelo em um saco plástico e aplique essa compressa na área lesionada por 15 minutos. A pele não deve receber o contato direto do plástico gelado, pois isso pode provocar queimaduras. Portanto, utilize um pano de espessura fina para separar a pele do saco gelado.

· Método 2: aplicação de toalhas umedecidas sobre o tecido lesionado. Coloque algumas pedras de gelo em um recipiente com água, juntamente a duas pequenas toalhas. Antes da aplicação, torça uma das toalhas para retirar excesso de água e coloque-a sobre o tecido lesionado. Substitua a toalha sempre que ela aquecer ao contato com a pele.

Massagem de *tapping* nos músculos próximos ao tendão lesado. Mantenha a flexibilidade nos dedos e realize o toque de pequenas batidinhas com suavidade e atenção. A massagem é realizada nas áreas próximas ao local do tendão inflamado. O intuito é manter a circulação nessa área.

7.5. Massagem de soltura dos grandes músculos das costas (trapézio, romboide, deltoide)

Consulte a p. 58, do Capítulo 5, "Tecido muscular", para ver a descrição desse procedimento. Schneider afirma que os músculos trapézio, romboide e deltoide, quando tensionados, também provocam tensão muscular numa escala que reverbera nos braços e antebraços, causando lesões de diversas ordens[22]. Para saber como localizar esses músculos, consulte o Capítulo 15, "Localização dos pontos anatômicos relevantes para aplicação dos toques terapêuticos".

---

[22] SCHNEIDER, 1998, p. 95.

8

TECIDOS DE SUPORTE: OSSOS E CARTILAGENS

Entre todos os tecidos corporais, os ossos e as cartilagens são os que apresentam maior rigidez em sua estrutura, servindo para sustentar tanto as cargas inerentes ao próprio corpo, quanto para suportar as forças externas às quais ele é submetido. Os objetivos do Método Meir Schneider – Self-Healing para esses tecidos estão relacionados com a manutenção de sua vivacidade e capacidade de regeneração.

Além das estruturas morfológicas, ossos e cartilagens se diferenciam pela forma de receber seus nutrientes, o que irá determinar como se trabalhar com cada um deles. Sabe-se que, quanto mais o tecido for irrigado, melhor e mais rápida será sua regeneração. Nesse sentido, os ossos se restabelecem de traumas de forma rápida, em comparação a qualquer outra estrutura corporal. Já a cartilagem, por ser desprovida de irrigação sanguínea, necessita da ajuda de outros tecidos para receber seus nutrientes. Portanto, a intencionalidade do toque do terapeuta corporal deve estar direcionada a partir da compreensão fisiológica dessas estruturas corporais.

8.1. Cartilagens

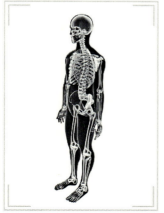

Figura 8a – Cartilagens

Fonte: banco de imagens do Canvas, retrabalhada pelo autor (2023)

O tecido cartilaginoso é uma espécie de tecido conjuntivo de consistência firme e de certa maleabilidade. Suas células são capazes de suportar grandes pressões e solicitações mecânicas. O diferente arranjo entre as fibras e sua substância matriz (células esféricas situadas dentro da substância intercelular) caracterizará os três tipos de cartilagem: hialina, elástica e fibrosa. As hialinas são as de maior número no corpo e têm uma mescla de elasticidade e flexibilidade, portanto estão presentes nos lugares onde se necessita firmeza e ao mesmo tempo flexibilidade, como nas junções das costelas com o osso esterno, cuja função é a de expandir a caixa torácica quando o indivíduo estiver respirando. As fibrosas são muito mais rígidas e estão presentes na formação dos discos intervertebrais, na sínfise púbica e nos meniscos dos joelhos. A epiglote e os pavilhões auriculares são exemplos da cartilagem elástica, de característica altamente flexível.

Além de dar suporte, as cartilagens revestem as superfícies das articulações, auxiliando no deslizamento dos ossos.

8.1.1. Procedimentos para a saúde das articulações

No trabalho com as cartilagens, o foco está na manutenção, reparação e no bom desempenho da saúde das articulações. A relevância do trabalho com as articulações se dá, na prática do terapeuta corporal, por três importantes motivos:

1. propicia mobilidade corporal;

2. nutre a articulação;

3. gera consciência dos espaços internos.

8.1.1.1. Mobilidade corporal

Articulação significa lugar de união entre dois ossos[23]. É também o ponto onde se encontram ou passam músculos, tendões, nervos, vasos sanguíneos e fáscias. Portanto, se algum tecido mole estiver enrijecido, certamente estará comprometendo a articulação ligada a ele, prejudicando-a na função ou na mobilidade. Quando uma articulação fica comprometida com dor, redução de espaço ou restrição de movimento, ela também acabará afetando os outros tecidos correlacionados a ela.

Por outro lado, quando um segmento articular está em sua plena função, certamente estará colaborando com a mobilidade geral do corpo, dando independência funcional a essa articulação e permitindo mobilidade e independência ao corpo como um todo. As manobras a seguir irão ajudar na manutenção da boa mobilidade articular.

---

[23] Existe apenas um osso no corpo que não se une com outro osso. Trata-se do osso hioide, que será tratado no Capítulo 17 (Integrando a cabeça e o pescoço), devido a sua importância no trabalho corporal.

Mobilização passiva das articulações
<u>Com o indivíduo em decúbito dorsal</u>

Exercício 1

Figura 8.1 – Movimentos circulares no pé do paciente

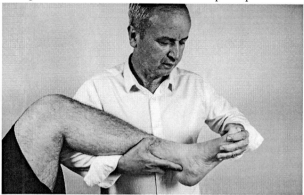

Fonte: L. C. Garves (2023)

Aplique movimentos circulares nos pés do paciente: dez vezes numa direção e dez vezes na direção contrária. Uma de suas mãos deve apoiar o calcanhar ou próximo a ele, enquanto a outra apoia-se nos ossos do metatarso, ou mais próximo dos artelhos (ver Figura 8.1).

Exercício 2

Figura 8.2 – Movimentos circulares na perna do paciente

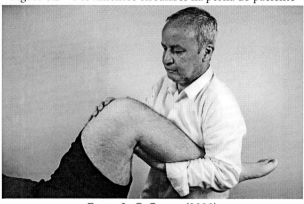

Fonte: L. C. Garves (2023)

Com uma das mãos apoiada na parte posterior da coxa e panturrilha, e com a outra na proximidade do joelho, aplique movimento circular na perna juntamente à coxa, dez vezes numa direção e dez vezes na direção contrária. Passe para a outra perna (ver Figura 8.2).

Exercício 3

Figura 8.3 – Mobilização passiva da cabeça

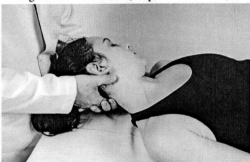

Fonte: L. C. (2023)

Apoie confortavelmente a cabeça do paciente, de forma que ele fique bem posicionado, com suas mãos envolvendo a nuca, parte do pescoço e a cabeça. Realize movimentos em diversas direções e de forma livre, procurando evitar que o paciente, a partir de seu controle ativo, trave o movimento (ver Figura 8.3).

<u>Com o indivíduo em decúbito lateral</u>

Exercício 4

Figura 8.4 – Movimentos circulares nos ombros

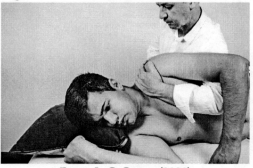

Fonte: L. C. Garves (2023)

Posicione suas mãos no ombro do paciente, de forma que seus braços fiquem por baixo dos braços dele. Com firmeza nas mãos e sem provocar desconforto, realize movimentos circulares nos ombros, dez vezes em cada direção (ver Figura 8.4).

Exercício 5

Figura 8.5 – Movimentos circulares nos braços

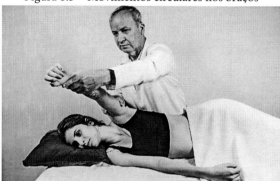

Fonte: L. C. Garves (2023)

Pegue o braço do paciente. Faça dez manobras em círculos no sentido horário e dez no sentido oposto. Faça o mesmo no outro braço (ver Figura 8.5).

Exercício 6

Figura 8.6 – Movimento com os braços

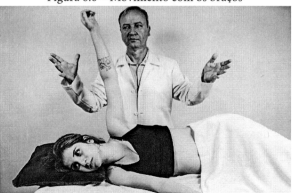

Fonte: L. C. Garves (2023)

Segure um dos braços do paciente e o mova passivamente, tanto no sentido da flexão como no da extensão do braço. O antebraço do paciente deve ser impulsionado por suas mãos, passando-o de uma para outra mão, como se estivesse o atirando de um lado para o outro. Faça o mesmo com o outro braço (ver Figura 8.6).

Exercício 7

Figura 8.7 – Movimento circular da mão

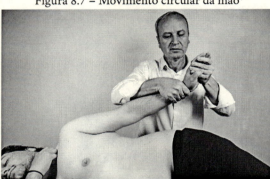

Fonte: L. C. Garves (2023)

Segure a mão do seu paciente e mova-a em círculos, dez vezes numa direção e dez vezes na direção contrária (ver Figura 8.7).

<u>Com o indivíduo em decúbito ventral</u>

Exercício 8

Figura 8.8 – Pernas em círculos

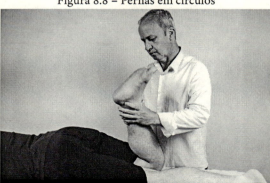

Fonte: L. C. Garves (2023)

Flexione uma das pernas do paciente. Com uma das mãos apoiada no dorso do pé, e a outra próxima ao calcâneo, realize movimentos circulares em sua perna. Aplique o mesmo procedimento para a outra perna (ver Figura 8.8).

8.1.1.2. Nutrição articular

Como vimos anteriormente, a cartilagem é desprovida de vasos sanguíneos, de vasos linfáticos e de nervos. Como se dá então sua nutrição? A cartilagem recebe nutrição de duas maneiras: pelo tecido conjuntivo que a envolve, chamado de pericôndrio, e, no caso das articulações, ela é nutrida pelo líquido sinovial, presente na cavidade articular. Nesse caso, o terapeuta corporal pode colaborar com manobras que provoquem novos movimentos e pressões dentro da articulação, propiciando maior contato entre o líquido sinovial e a cartilagem. Dessa maneira, o nutriente, presente no líquido sinovial é passado pela cartilagem.

Manobra de encaixe e desencaixe da articulação

Com o indivíduo em decúbito dorsal

Exercício 9

Figura 8.9 – Encaixe e desencaixe da cabeça do fêmur sobre o acetábulo

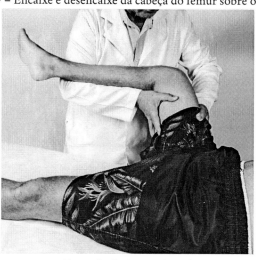

Fonte: L. C. Garves (2023)

Segure uma das pernas do paciente, posicione uma das mãos abaixo do joelho e a outra na perna. O movimento deve ser o de encaixar e desencaixar a cabeça do fêmur sobre o acetábulo do quadril. Ao puxar a perna, mova-a para fora e para a lateral externa, fazendo o movimento de rotação externa. Ao encaixá-la, o movimento deve ocorrer para dentro e para a lateral interna (rotação interna) (ver Figura 8.9).

Exercício 10

Figura 8.10 – Encaixe e desencaixe da cabeça do úmero sobre o acetábulo

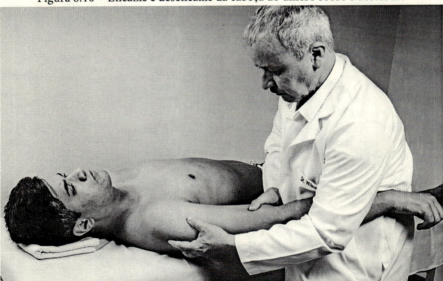

Fonte: L. C. Garves (2023)

Segure um dos braços do paciente com uma mão apoiada próxima ao cotovelo e a outra próxima à articulação do ombro. O movimento de puxar deve ocorrer no sentido de girar o braço lateralmente para fora (rotação externa), trazendo todo o braço em sua direção. O movimento de encaixe deve ocorrer no sentido contrário: para dentro, encaixando a cabeça do úmero no acetábulo do ombro (rotação interna) (ver Figura 8.10).

Exercício 11

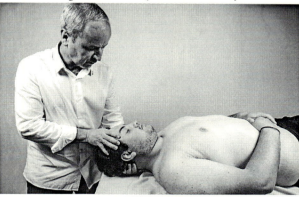

Figura 8.11 – Tração suave da cabeça

Fonte: L. C. Garves (2023)

Mantenha uma de suas mãos em forma de concha, de modo que a cabeça do paciente fique confortavelmente posicionada sobre ela. Posicione a outra mão sobre a testa, de forma a permitir que você realize uma pequena tração da cabeça, puxando-a para trás. Faça isso no ritmo respiratório dele, puxando a cabeça de forma confortável, e sempre no limite de conforto. Mova-a para trás quando ele estiver expirando e encaixe-a quando ele estiver inspirando (ver Figura 8.11).

8.1.1.3. Consciência dos espaços internos

Segundo a proposta do Método Meir Schneider – Self-Healing®, o paciente deve manter uma postura ativa no seu processo terapêutico. Assim, as manobras e massagens realizadas pelo terapeuta, juntamente ao movimento praticado pelo paciente, devem fazer parte de um mesmo processo integrado. Nesse contexto, a pessoa torna-se agente ativo na recuperação de sua saúde, adquirindo não apenas ganho de consciência corporal, mas também acréscimo de consciência dos espaços presentes em seu organismo, como os espaços existentes nas articulações.

Movimentos contrarresistidos

O movimento contrarresistido sobre os músculos tem como função prioritária recrutar novas fibras musculares para melhor sustentar as articulações, reduzindo as cargas sobre elas. As manobras descritas abaixo têm o intuito de proporcionar ganho de mobilidade e ganho de consciência na articulação manipulada.

<u>Com o indivíduo em decúbito lateral</u>

Exercício 12

Figura 8.12 – Movimento circular ativo do ombro

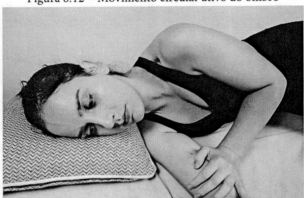

Fonte: L. C. Garves (2023)

Peça ao paciente que apoie a mão (do braço que está livre) à frente do corpo, como mostra a Figura 8.12, e que realize alguns movimentos circulares com o ombro, em ambas as direções. Com esse mesmo braço, agora estendido, peça a ele que faça também alguns movimentos circulares, em ambas as direções (ver Figura 8.12).

Sem fazer o movimento, peça ao paciente que se visualize realizando o exercício que acabou de praticar. Os olhos devem estar fechados e o pensamento concentrado, imaginando que o exercício é feito sem dificuldades.

Repita essa sequência ativamente, para comparar se, após o exercício de visualização, ficou mais fácil mover o braço.

Agora, posicione suas mãos, uma à frente e a outra atrás do ombro, como solicitado no exercício anterior.

Figura 8.13 – Movimento resistido do ombro para cima

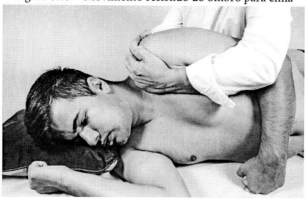

Fonte: L. C. Garves (2023)

Peça ao paciente para mover o ombro para cima. Mantenha suas mãos sobre o ombro, contrapondo-se ao movimento, empurrando-o no sentido inverso, para baixo (ver Figura 8.13).

Figura 8.14 – Movimento resistido do ombro para baixo

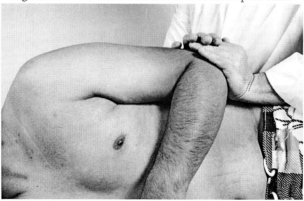

Fonte: L. C. Garves (2023)

Com o braço flexionado, peça para o paciente mover o ombro para baixo. Apoie sua mão no cotovelo, resistindo ao movimento, empurrando-o para cima (ver Figura 8.14).

Figura 8.15 – Movimento resistido do ombro para frente

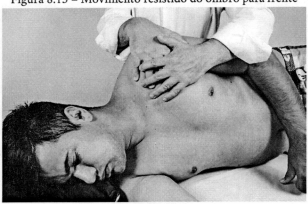

Fonte: L. C. Garves (2023)

Com suas mãos posicionadas à frente do ombro do paciente, peça que ele mova o ombro para a frente, enquanto você resiste ao movimento (ver Figura 8.15).

Figura 8.16 – Movimento resistido do ombro para trás

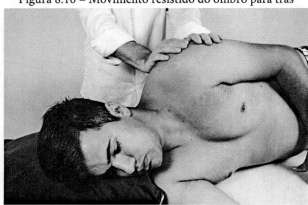

Fonte: L. C. Garves (2023)

Com suas mãos posicionadas na parte posterior do ombro, resista ao movimento do paciente, que tenta agora empurrá-lo para trás (ver Figura 8.16).

8.2. Tecido ósseo

Figura 8b – Ossos

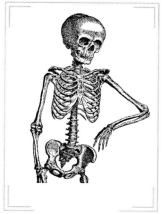

Fonte: banco de imagens do Canvas, retrabalhada pelo autor (2023)

O tecido ósseo é o que constitui os ossos. Existem no corpo humano 206 ossos que, juntos, formam o esqueleto humano. Ao se ligarem aos músculos, formam o aparelho locomotor.

A classificação dos ossos se dá de acordo com o formato de cada um deles. Como veremos abaixo, conhecer seus tipos é importante para a aplicação dos toques terapêuticos. São estes os tipos de ossos:

a. longos: têm comprimento maior que a largura (ex.: fêmur);

b. curtos: comprimento e largura têm aproximadamente a mesma medida (ex.: ossos do carpo);

c. chatos ou laminares: são finos e em forma de lâmina (ex.: escápula);

d. sesamoides: são pequenos, arredondados e se conectam aos tendões (ex.: patela);

e. irregulares: são os que não se encaixam nas classificações anteriores (ex.: ossos das vértebras).

O tecido ósseo é composto por uma fração orgânica e outra inorgânica. A fração inorgânica é composta principalmente por fosfato e cálcio, além de bicarbonato, magnésio, potássio, sódio e citrato — esses últimos em quantidades menores —, o que faz do osso um local de grande armazenamento de sais minerais. Essa é uma característica de grande relevância, pois existe uma troca constante desses sais entre o sangue e o tecido ósseo, toda vez que o organismo necessitar equilibrar sua homeostase. É também no interior da maioria dos ossos curtos, dos ossos chatos e irregulares, e nas epífises proximais dos ossos longos que se dá a hematopoiese, ou seja, a produção dos elementos celulares do sangue a partir da medula óssea vermelha que ali se localiza.

A parte orgânica da matriz óssea é composta por fibras colágenas, o que proporciona uma característica plástica que dificulta o seu rompimento ou a quebra do osso. A união das partes orgânica e inorgânica proporciona à estrutura óssea uma consistência dura e resistente que se assemelha à de um cabo de aço, capaz de sustentar grandes pesos.

Portanto, o osso é algo extremamente vivo e orgânico, de grande interesse ao terapeuta corporal, pois seguramente ele irá colaborar — por meio de manobras e massagens com o intuito de provocar estímulos — na remodelagem do tecido ósseo. Remodelagem essa que se dá com a participação e a interação de três tipos de células ósseas: os osteoblastos, os osteoclastos e os osteócitos.

Os osteoblastos têm o papel de renovar a matriz óssea, realizando a reconstrução da estrutura óssea por meio da síntese de material orgânico, proteínas (colágeno) e depósitos de sais de cálcio. Isso se dá pela liberação de fosfatos e carbonatos de cálcio no espaço intersticial. Esses, por sua vez, irão promover a cristalização das fibras de colágenos com o intuito de "prender" os osteoblastos, dando prosseguimento para a formação do osso maduro.

Já os osteoclastos secretam ácido clorídrico e enzimas proteolíticas com o intuito de remover o osso envelhecido (osteócitos). Em alguns casos, isso ocorre com um desequilíbrio metabólico, quando há, por exemplo, deficiência do hormônio estrógeno, comum nas mulheres que se encontram na menopausa. Os osteoclastos também têm grande importância no equilíbrio da massa óssea. Se não fossem eles, os ossos ficariam tão duros que não teriam nenhuma flexibilidade.

Por fim, os osteócitos são as células do osso maduro, ou seja, é no que os osteoblastos se transformam.

De forma bastante resumida, é importante saber que o osso produz células sanguíneas e suporta peso. Se não há peso a ser sustentado, menos osteoblastos são produzidos. Uma pessoa que se encontra acamada por longo tempo, por exemplo, perde massa óssea. Outro exemplo disso é quando uma pessoa se desloca para o espaço. Fora da órbita terrestre, ela terá sua massa óssea reduzida e só quando retornar à pressão mecânica oriunda da gravidade terrestre irá recuperar a massa óssea perdida. Portanto, é da natureza do osso sustentar peso. Na falta de pressão ou de peso, não haverá demanda dos osteoblastos e, assim, a sua presença será reduzida.

Se quisermos estimular a capacidade intrínseca da regeneração óssea, devemos proporcionar ao tecido ósseo algum tipo de impacto ou tração mecânica. Portanto, exercício que não proporciona impacto significativo, como a natação, não é algo favorável. Por outro lado, andar, correr, alongar ou qualquer movimento que vibre o osso, provocará ondas mecânicas que estimularão a ativação dos osteoblastos. Em outras palavras, a tração mecânica cria ossos. Portanto, a massagem com o fim de trabalhar os ossos deve ser pensada no sentido de proporcionar tração mecânica.

Para recuperar o tecido ósseo em condições de vulnerabilidade, as indicações a seguir se tornam extremamente relevantes e eficientes para estimular a produção dos osteoblastos.

8.2.1. Manobras e massagens para os ossos

Tenha sempre claro que a sua intenção é produzir estímulo mecânico, de forma a provocar ondas de vibração na estrutura óssea, a fim de "acionar" os osteoblastos localmente. A vibração de baixa intensidade melhora a qualidade e preserva a estrutura dos ossos[24],[25], aumentando a densidade mineral, a força e a massa óssea[26],[27]. Os osteoblastos estão localizados no periósteo do osso — uma membrana de tecido conjuntivo, resistente e de característica fibrosa, que reveste os ossos —, e é essa região que você deve estimular.

Inicie deslizando as mãos sobre a pele do paciente, estabelecendo o elo necessário entre terapeuta e paciente, com o intuito também de aquecer a pele. Depois de uns 5 minutos, realize a manobra de **tapotagem** (ver Figura 8.17). A quantidade de pressão e o tipo de manuseio das mãos dependerão das condições dos ossos que receberão o estímulo.

---

[24] CHAN, M. E.; UZER, G.; RUBIN, C. T. The Potential benefits and inherent risks of vibration as a non-drug therapy for the prevention and treatment of osteoporosis. *Curr. Osteoporos Rep.*, [s. l.], v. 11, n. 1, p. 36-44, 2013.

[25] OLIVEIRA, M. L. *et al.* Mechanical vibration preserves bone structure in rats treated with glucocorticoids. *Bone*, [s. l.], v. 46, n. 6, p. 1516-1521, 2010.

[26] FRATINI, A.; BONCI, T.; BULL, A. M. J. Whole body vibration treatments in postmenopausal women can improve bone mineral density: results of a stimulus focussed meta-analysis. *PLoS One*, [s. l.], v. 11, n. 12, p. 1-16, 2016.

[27] LI, H. *et al.* Applying vibration in early postmenopausal osteoporosis promotes osteogenic differentiation of bone marrow-derived mesenchymal stem cells and suppresses postmenopausal osteoporosis progression. *Biosci. Reports*, [s. l.], v. 39, n. 9, p. 1-11, 2019a.

Figura 8.17 – Manobra de tapotagem sobre os ossos

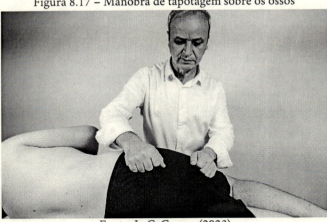

Fonte: L. C. Garves (2023)

A tapotagem não deve ser realizada de forma mecânica. De vez em quando, alterne o toque de *tapping* com o toque de *fricção* (ver p. 72, Capítulo 6, "Alterações no tônus muscular"), sentindo a condição dos tecidos, antes de seguir com a massagem mais vigorosa. Meir recomenda uma sessão de 1h30 minutos que deve incluir tanto a massagem como os exercícios para revigorar os ossos.

Essa é uma técnica que pode ser muito útil, pois, além de favorecer os ossos na osteoporose e osteopenia, também ajuda nos casos de diabetes, hipoglicemia (e doenças relacionadas), anemia, sendo ainda uma importante ferramenta para os casos de pessoas submetidas a tratamento baseados na quimioterapia. Nesse último caso, Meir Schneider recomenda aplicação de 20 sessões de *tapping* nos ossos, que podem ser realizadas antes, durante e após as sessões de quimioterapia.

Em estudo comparativo realizado por Gusi[28] por um período de oito meses, concluiu-se que procedimentos de vibração nos ossos são mais eficazes que andar para a recuperação de fraturas ósseas. Mesmo com os dados desse estudo, pode ser uma boa ideia lembrar o seu paciente que fazer caminhadas pode ser um excelente complemento das massagens de regeneração nos tecidos ósseos.

---

[28] GUSI, N.; RAIMUNDO, A.; LEAL, A. Low-frequency vibratory exercise reduces the risk of bone fracture more than walking: a randomized controlled trial. *BMC Musculoskeletal Disorders*, [s. l.], v. 7, n. 92, p. 1-8, 2006.

Tapinhas nos ossos (*Tapping*)

O paciente deve estar em decúbito dorsal. Você deve realizar pressões com tapinhas com os dedos flexíveis, de forma a atingir todas as estruturas dos pequenos ossos. Seus punhos devem estar soltos e sua concentração deve estar focada na área de manobra. Comece pelos ossos das mãos, seguindo para o rádio e a ulna (ossos dos antebraços). Depois passe a massagear o osso do úmero. Lembre-se de que, nos grandes ossos, a vibração maior deve se dar mais nas extremidades deles, onde há maior concentração de trabéculas (ossos esponjosos).

Figura 8.18 – Tapotagem sobre os ossos da coluna

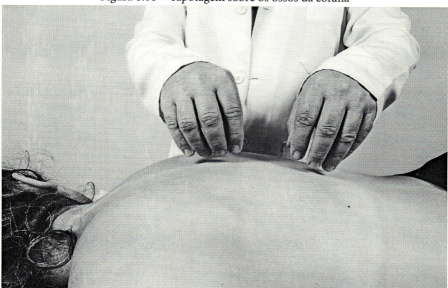

Fonte: L. C. Garves (2023)

Depois, com o paciente em decúbito ventral, massageie — com vigor e intensidade, de acordo com a condição dos ossos e dos músculos —, as vértebras da coluna vertebral (ver Figura 8.18). Na sequência, massageie os pés também com a técnica tapinhas nos ossos.

Tapping vigoroso

Figura 8.19 – Tapotagem vigorosa sobre os ossos longos

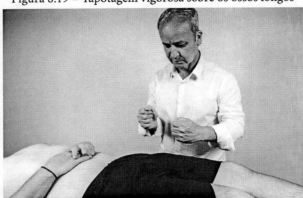

Fonte: L. C. Garves (2023)

Essa manobra é utilizada para realizar massagem nos ossos longos (principalmente em suas extremidades), bem como nos ossos da bacia. Suas mãos devem estar com os punhos fechados e a pressão de vibração se dará numa percussão que provoque estímulo reverberante em toda a extensão óssea (ver Figura 8.19).

Seu foco também deve estar nos seus punhos, que deverão estar soltos e firmes durante a massagem, observando-se qualquer reação que possa ter o seu paciente. Lembre-se de lhe proporcionar uma experiência agradável durante toda a sessão.

8.2.2. Osteoporose

A osteoporose é popularmente conhecida como uma doença que enfraquece os ossos e aumenta o risco de fraturas com pequenos traumas. A densidade óssea vai diminuindo conforme diminui os níveis de cálcio e fósforo e conforme se reduzem as trabéculas ósseas.

Desequilíbrios de alguns hormônios, como os de crescimento, paratormônio, calcitonina, estrogênio, testosterona, bem como a superprodução do hormônio paratireoide, podem ser o motivo da origem da osteoporose. Fumar e consumir bebidas alcoólicas em excesso também é fator de desequilíbrio que podem enfraquecer os ossos e provocar osteoporose.

Nos períodos após a menopausa, as mulheres devem redobrar a atenção para evitar a osteoporose ou a osteopenia, uma forma mais branda de desgaste ósseo.

Todas as manobras e massagens indicadas neste capítulo são úteis para as pessoas com osteoporose, osteopenia e para quem quer realizar um trabalho preventivo em relação a essas doenças, lembrando sempre que o acompanhamento médico é imprescindível em todos os momentos, principalmente para detectar eventual carência de vitamina D, pois essa vitamina tem uma importante função na absorção do cálcio. Na sua carência haverá uma grande probabilidade de o indivíduo ter enfraquecimento ósseo.

Devemos ter em mente que fratura de quadril com osteoporose é a principal causa de perda de independência no idoso.

A osteoporose não aparece em exames simples de radiografias. É necessário realizar o exame de densitometria óssea para detectar se as densidades minerais dos ossos estão compatíveis com padrões da idade.

Cuidado: lembre-se que você deve ter cuidado redobrado ao trabalhar com pessoas portadoras de osteoporose, pois em alguns casos os ossos se encontram tão quebradiços que uma manobra ou toque profundo poderá provocar fraturas. Esse é um quesito indispensável a saber no momento da avaliação de seu futuro paciente.

Massagem para osteoporose

As massagens aos portadores de osteoporose devem seguir os procedimentos descritos anteriormente nas massagens para os ossos, porém com atenção redobrada aos locais em que há maior desgaste ósseo, como nas vértebras lombares e ossos longos como o fêmur. Nesses casos, os ossos devem receber as batidinhas (*tappings*) numa pressão menor, por um período de tempo maior.

9

TECIDO NERVOSO

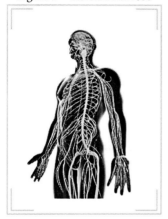

Figura 9 – Sistema nervoso

Fonte: banco de imagens do Canvas, retrabalhada pelo autor (2023)

O tecido nervoso desempenha funções altamente especializadas e complexas. Suas células podem ser classificadas em dois grupos: as células nervosas (ou neurônios) e as células da glia. Os neurônios são muito importantes por produzir e transmitir excitações, e as células da glia são as que dão suporte e sustentação ao sistema nervoso (SN) nas mais diversas funções. Neste livro será abordada, de forma simplificada, apenas a estrutura do neurônio.

Cada neurônio é composto por:

- dendritos, que são prolongamentos ramificados responsáveis pelo recebimento de estímulos do ambiente, das células epiteliais e de outros neurônios, como os provenientes da pele, como toque terapêutico.
- corpo celular (pericário ou soma), onde estão o núcleo e a maioria das estruturas citoplasmáticas. Nele, as informações recebidas pelos dendritos são interpretadas, antes de seguirem ao seu próximo alvo pelos axônios.
- Axônios, que são prolongamentos longos do citoplasma, em forma de eixo, que conduzem os impulsos nervosos vindo dos dendritos e do corpo celular para serem transmitidos a outras células, sejam elas musculares, glandulares ou mesmo outro nervo.

Figura 9.1 – Sinapse

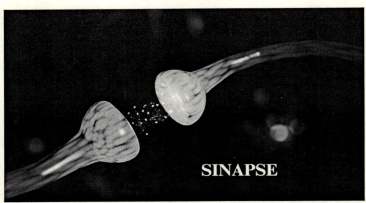

Fonte: banco de imagens do Canvas, retrabalhada pelo autor (2023)

A comunicação entre os neurônios se dá por meio das sinapses, que são espaços entre um neurônio e outra célula — que pode ser outro neurônio, músculo ou gânglios. É nesse espaço sináptico que ocorre a liberação de moléculas neurotransmissoras, que irão reproduzir a mesma informação para os receptores da célula seguinte (ver Figura 9.1). Já foram identificadas várias substâncias que atuam como neurotransmissores, entre elas a adrenalina, a serotonina, a acetilcolina, a noradrenalina e a dopamina.

Assim como a natureza desse tecido é enviar comunicação do corpo ao cérebro e do cérebro ao corpo, o intuito das massagens aplicadas nesse tecido será proporcionar ao cérebro informações de caráter sensorial que possam resultar em respostas satisfatórias ao corpo. Analisando os sinais eletroencefalográficos, Sung e coautores[29] verificaram que a diminuição da dor estava intimamente relacionada a mudanças dos ritmos do cérebro, após a massagem terapêutica. Nesse caso, as informações geradas a partir dos dedos e mãos do terapeuta terão como destino final o SN.

9.1. Organização do sistema nervoso

Tudo o que fazemos, pensamos e sentimos, requer a participação do SN, que está em conexão permanente com o nosso organismo. Diante de tanta complexidade, ele pode ser classificado de algumas maneiras. Estru-

---

[29] SUN, X. *et al.* Analysis of electroencephalogram of patients with specific low back pain with the massage treatment. *Annu. Int. Conf. IEEE Eng. Med. Biol. Soc.*, [s. l.], p. 479-483, 2017.

turalmente, o SN é representado como Sistema Nervoso Central (SNC) e Sistema Nervoso Periférico (SNP).

9.1.1. Sistema Nervoso Central (SNC)

O SNC é responsável pelas principais funções vitais do corpo, como comandar movimentos, elaborar pensamentos e apreender sensações, além de manter a homeostasia corporal (como equilibrar as funções respiratórias, frequência cardíaca, fome, etc.). É a área que envolve o encéfalo, cerebelo, tronco encefálico e a medula espinhal. Essas três primeiras seções do cérebro estão protegidas pelo crânio, e a medula espinhal está alojada no interior das vértebras que constituem a coluna vertebral. Mesmo no interior dessas estruturas ósseas, essas partes do SNC estão recobertas por três membranas ou meninges. A mais externa é chamada de *dura mater*, a intermediária de *aracnoide* e a mais interna de *pia mater*.

O líquido cefalorraquidiano, ou líquor, é um líquido presente em todo o arcabouço do SNC, entre as meninges aracnoide e pia-máter, e na medula espinhal. Sua função principal é fornecer nutrientes para o tecido nervoso e remover resíduos metabólicos que poderiam ser tóxicos para o SNC. Atua como amortecedor para o córtex cerebral e a medula espinhal.

9.1.1.1. Massagem no líquor

Figura 9.2 – Massagem no líquor

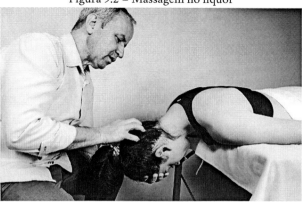

Fonte: L. C. Garves (2023)

A massagem no líquor tem como intuito desobstruir o seu fluxo na caixa craniana e na medula espinhal. Meir Schneider afirma que, se o fluxo estiver obstruído, o líquido poderá ficar acumulado numa determinada área do SNC e exercer pressão capaz de danificar o tecido nervoso.

O paciente deve deitar-se em decúbito ventral e deixar a cabeça para fora da maca, conforme ilustra a Figura 9.2. A cabeça do paciente deve estar confortavelmente apoiada sobre uma das mãos do terapeuta. Essa técnica compreende duas fases.

1. Num primeiro momento, apoie a mão que se encontra livre sobre a parte dorsal da cabeça, incluindo a nuca e a parte posterior da cervical. Apenas realize movimento de compressão e descompressão da cabeça, seguindo o ritmo respiratório do paciente. Na expiração faça movimento de afastar a mão, sem propriamente desencostá-la da cabeça. Na inspiração faça o movimento inverso, comprimindo-a de forma confortável e sutil. Essa manobra é extremamente relaxante e tem o intuito de movimentar o líquor presente no interior das meninges.

Figura 9.3 – Deslizamento suave dos dedos sobre a cabeça e coluna vertebral

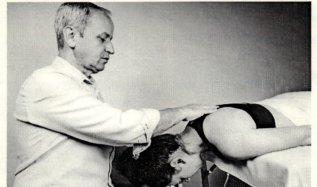

Fonte: L. C. Garves (2023)

2. Após realizar a manobra da primeira fase por 5 minutos aproximadamente, passe para a fase de deslizar as pontas dos dedos com muita suavidade, tanto pela cabeça quanto por toda extensão da coluna vertebral, até atingir o sacro (ver Figura 9.3). Uma das mãos

continua apoiando a cabeça, enquanto a outra desliza com muita suavidade por toda a extensão da coluna vertebral.

9.1.1.2. Exercício de visualização

Visualizar o movimento que se deseja pode ser muito útil para o cérebro refazer caminhos neurais eventualmente perdidos, a fim de se realizar realmente o movimento desejado. Schneider afirma em seus cursos que a tendência do nosso SN é ajudar o corpo na realização de situações que foram antes visualizadas. Por exemplo, um indivíduo com uma determinada área nervosa motora lesionada, terá o movimento correlato a essa área comprometido. Nesse caso, a ferramenta de visualização pode ser útil para a pessoa tentar estimular os circuitos neurais perdidos. A sugestão é reproduzir imagens mentais de movimentos fáceis e dinâmicos, exatamente como realizados quando não havia essa lesão cerebral.

Com o paciente deitado em supino, conduza verbalmente algumas situações de movimento desejado, por exemplo, que a perna dobre e estique com mais facilidade. Nesse primeiro momento, o paciente não deve realizar o movimento, apenas imaginá-lo. Você pode dizer: "imagine que a perna está leve e que é fácil realizar o movimento". Você pode solicitar ainda que ele se lembre de como realizava esse movimento antes da eventual lesão, a fim de que se recorde claramente dessas sensações em seu corpo.

Após o resgate de sua memória, solicite que ele execute realmente o movimento. Use essa técnica para ajudar qualquer movimento que ele possa ter perdido. Você pode pedir para que o paciente realize (ou tente realizar) o movimento ativamente, antes e depois da mentalização. Se achar conveniente, a visualização pode ser conduzida juntamente à aplicação de alguma técnica de massagem.

9.1.2. Sistema Nervoso Periférico (SNP)

Fazem parte do SNP:

- receptores sensoriais: estão espalhados pelo corpo todo e têm como função levar informações sensoriais a partir dos órgãos, dos vasos sanguíneos, da pele e dos órgãos dos sentidos para o SNC.

- gânglios periféricos: é um conjunto de células nervosas, concentradas em pequenas regiões, responsáveis por receber e retransmitir as informações, em geral do SNC para o SNP.

- nervos motores: são os que geram movimentos musculares ou ações nos gânglios. São responsáveis pela transmissão dos estímulos eferentes, ou seja, que partem do SNC para a execução de alguma ação.

- nervos do Sistema Nervoso Autônomo: utilizam tanto as vias aferentes como as eferentes (ou mistas) para funcionarem, geralmente, de forma inconsciente e involuntária. Atendem, sobretudo, a musculatura lisa e os órgãos da respiração, digestão e circulação.

Para entender um pouco mais sobre as ações do SNP, será útil conhecer sua classificação funcional — Sistema Nervoso Somático (SNS) e Sistema Nervoso Autônomo (SNA) — bem como sua localização na coluna vertebral[30]:

O **Sistema Nervoso Somático (SNS)**, também chamado de Sistema Nervoso Voluntário, encarrega-se de transmitir as respostas oriundas do SNC aos membros e ao tronco para produção de movimentos ou para a interação com o meio ambiente, estando mais presentes a vontade e a consciência dos atos. Pertencem ao SNS 12 pares de nervos cranianos e 31 pares de nervos espinais. Os nervos cranianos fazem a conexão entre o encéfalo e o corpo e a maioria deles são neurônios mistos, ou seja, fazem o papel tanto das vias aferentes como das eferentes. Alguns deles são apenas nervos motores. Os nervos espinais estão representados na coluna vertebral. Saber a sua localização pode ser útil ao terapeuta corporal, pois ele poderá agir com maior precisão quando tiver, por exemplo, o conhecimento de algum pinçamento de nervo na vértebra. Talvez seja necessário, a partir desse conhecimento, aprofundar a localização de cada nervo espinal com a sua relação nos dermátomos[31].

---

[30] Consulte o Capítulo 15, "Localização de pontos anatômicos relevantes para aplicação dos Toques Terapêuticos", para saber a localização exata das referências anatômicas das vértebras mencionadas aqui.

[31] Dermátomos: localização na pele de partes correlacionadas a uma determinada fibra nervosa sensitiva.

Figura 9.4 – Nervos espinais

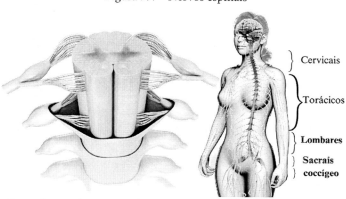

Fonte: banco de imagens do Canvas, retrabalhada pelo autor (2023)

São 31 os pares de nervos espinais (ver Figura 9.4):

- 8 cervicais;
- 12 torácicos;
- 5 lombares;
- 5 sacrais;
- 1 coccígeo.

Faz parte do **Sistema Nervoso Autônomo (SNA)**, tudo o que ocorre nas vias neurais canalizadas entre o SNC e o meio interno do indivíduo. São controlados e influenciados pelo SNA os músculos cardíacos, os músculos lisos (presentes nas vísceras e vasos) e as glândulas do corpo. Em geral o indivíduo não está consciente do que está ocorrendo e suas ações independem de sua vontade. Não podemos nos esquecer de que as emoções e os sentimentos induzem a liberação de substâncias neuromoduladoras que irão resultar em conforto ou desconforto físico, sem que o indivíduo participe dessas ocorrências. Aliás, entender como funciona o SNA é extremamente útil ao terapeuta corporal para que ele possa realizar com segurança procedimentos terapêuticos que equilibrem a dinâmica física e psíquica de seu paciente. Por vezes, uma pessoa pode estar necessitando de alguma manobra "estimulante" ou "calmante" para o seu organismo, e você saberá como fazer isso. O SNA se divide em:

- Sistema Nervoso Simpático (SNS);
- Sistema Nervoso Parassimpático (SNP);
- Sistema Nervoso Entérico (SNE).

Sistema Nervoso Simpático (SNS)

Em geral, as ações simpáticas são acionadas para atender ao indivíduo que se encontra em alguma situação de ameaça, urgência, medo, ansiedade, ou qualquer outra situação que lhe provoque sentimentos negativos. É o sistema que funciona para acelerar o indivíduo, estimulando o sistema cardiorrespiratório, dilatando a pupila e levando mais sangue para os músculos esqueléticos. Nas ocasiões de medo ou ameaça, há uma descarga maciça de adrenalina pela adrenal, podendo provocar tensões musculares. Se em uma situação como essa o indivíduo consegue correr ou movimentar o corpo, além de realizar movimentos suaves e outros procedimentos que induzam o equilíbrio, provavelmente conseguirá ativar o sistema nervoso parassimpático (veja a seguir), evitando que determinadas tensões se alojem nos seus músculos.

Sistema Nervoso Parassimpático (SNP)

Em geral, esse sistema libera neurotransmissores com o objetivo de desacelerar o organismo. Também ajuda no processo da digestão e no relaxamento tanto físico como emocional e mental. Uma forma de compreender esse sistema é quando passamos por um dia exaustivo de trabalho e podemos, finalmente, parar para descansar. É isso que o SNP faz ao equilibrar as funções do SNS, desacelerando-o.

Acontece que muitas vezes a carga hormonal proveniente do SNS é tão grande que nem conseguimos descansar. Literalmente, carregamos em nossas costas o peso do estresse de um dia exaustivo. Como nós, como terapeutas corporais, podemos contribuir para proporcionar equilíbrio aos nossos pacientes? Primeiramente, você deve encontrar atividades, movimentos, ou aplicar toques suaves para ajudá-lo a desacelerar, sempre combinando isso a exercícios respiratórios. As massagens indicadas neste capítulo, e as indicadas nos capítulos do Sistema respiratório, p. 131, e do Sistema digestório, p. 161, serão úteis para tal intento.

Localização dos nervos simpáticos e parassimpáticos

Figura 9.5 – Sistema nervoso simpático e parassimpático

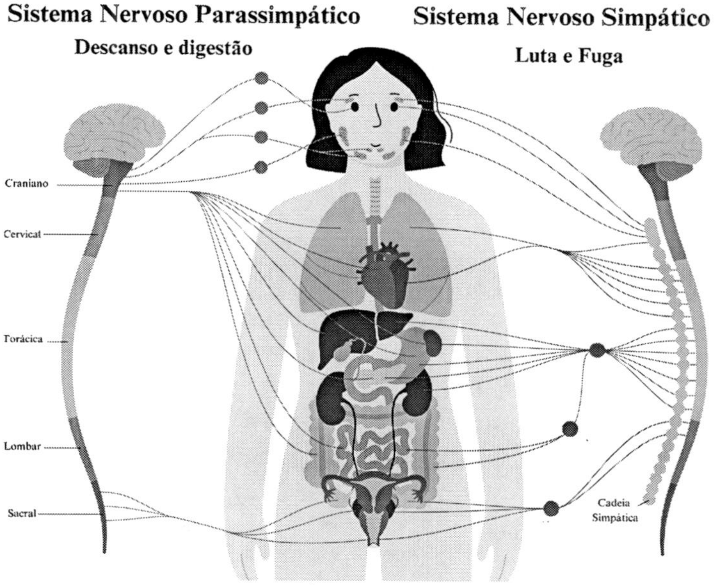

Fonte: Pikovit/Depositphotos.com (2021)

Saber a localização dos nervos do SNA será útil para massagear com exatidão as áreas anatomicamente relacionadas a eles. Suas fibras irão conduzir o impulso nervoso para os músculos lisos, para as vísceras, para os vasos e para a musculatura do coração. O que o difere do SN Somático é que suas fibras passam, antes de atingirem seu alvo, por gânglios. Assim, o SNA tem dois tipos de neurônios, um neurônio **pré-ganglionar** e outro **pós-ganglionar**. Podemos dizer que o Sistema Nervoso Autônomo está dividido em três partes:

1. gânglios, sendo os de origem simpática localizados ao lado da coluna vertebral e os de origem parassimpática localizados mais próximos dos órgãos inervados;

2. nervos que conduzem impulsos dos gânglios até os órgãos e vasos;

3. nervos que ligam os gânglios aos nervos espinais, fazendo um elo entre o Sistema Nervoso Autônomo e o Sistema Nervoso Central.

Veja na Figura 9.5 a localização anatômica deles, tendo como base a sua origem na medula espinal.

Sistema Nervoso Entérico

Refere-se à parte do Sistema Nervoso Autônomo que inerva o aparelho gastrointestinal, num vasto e complexo sistema que será tratado no Capítulo "Sistema Digestório".

9.1.2.1. Procedimentos e massagens

Massagem "rastelo" suave sobre a cabeça

Segundo Meir Schneider, massagear o couro cabeludo é uma das maneiras mais rápidas para relaxar uma pessoa nervosa[32]. Essa massagem diminui a atividade dos nervos simpáticos e estimula os nervos parassimpáticos, resultando na diminuição da secreção de noradrenalina e cortisol[33]. Assim, você poderá encontrar nessa simples técnica uma forma de estimular o sistema nervoso parassimpático, trazendo sensações agradáveis e de relaxamento a quem a recebe.

Figura 9.6 – Massagem rastelo sobre a cabeça

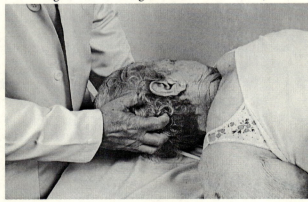

Fonte: L. C. Garves (2023)

---

[32] SCHNEIDER, 1998.
[33] KIM *et al.*, 2016.

Com o paciente em decúbito dorsal, coloque suas mãos sob a base da sua cabeça e faça alguns movimentos circulares, com muita suavidade. Deixe-a apoiada apenas em uma das mãos, levemente inclinada para um dos lados. Com a outra mão, dedos em forma de garra (ou rastelo), deslize-os algumas vezes, desde a nuca até o topo da cabeça (ver Figura 9.6). Vire a cabeça para o outro lado, inverta a posição das mãos e repita os mesmos procedimentos. Lembre-se de sugerir ao paciente que faça respirações longas, lentas e pausadas.

Depois, deslize suas mãos da testa até a parte posterior da cabeça, também entre a nuca e a parte posterior da cervical. Faça isso algumas vezes, alternando a posição da cabeça, ora para direita, ora para esquerda, com movimentos lentos e suaves.

Massagem de percussão leve e movimento de vibração sobre a raiz dos nervos periféricos

Figura 9.7 – Massagem de percussão leve sobre a raiz dos nervos periféricos

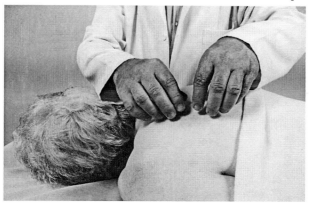

Fonte: L. C. Garves (2023)

Essa massagem tem o intuito de proporcionar um relaxamento profundo nas costas do paciente. Na posição de decúbito ventral, inicie essa técnica ao longo da coluna vertebral, exatamente sobre as raízes dos nervos periféricos, bem próximos às vértebras. A técnica consiste em dar pequenas batidas com as pontas dos dedos, muito suavemente, ao longo da coluna vertebral, desde a nuca até a região sacral (ver Figura 9.7). As mãos ficam em forma de garra, as articulações dos dedos movimentam-se em flexão e extensão, de forma que, ao encostar as pontas dos dedos, esses devem produzir uma vibração suave sobre a pele do paciente. Os punhos devem estar bem soltos e flexíveis para que o movimento se inicie neles e deve haver também grande participação das articulações metacarpofalângicas. Após umas dez batidinhas com vibração, faça pequena pausa no toque. Essa parada permite que o estímulo seja acomodado pelos neurônios, e o resultado você notará por um contínuo relaxamento no tônus muscular. Não queira mesclar essa técnica com pressões mais profundas, pois você poderia provocar uma reação de contração do músculo.

Massagem de bater e vibrar sobre as demais áreas

Figura 9.8 – Massagem de bater e vibrar

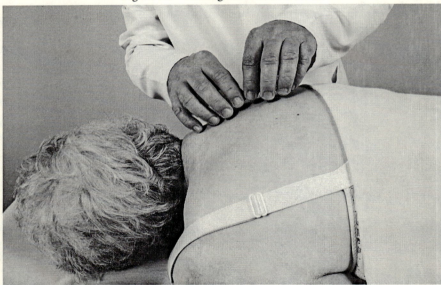

Fonte: L. C. Garves (2023)

Após a realização de 20 minutos da técnica imediatamente anterior, reproduza-a em outras áreas do corpo (ver Figura 9.8). Com o paciente ainda em decúbito ventral, massageie a região da escápula, dos músculos dos ombros e de outras áreas do tronco, até atingir as nádegas.

Massagem de bater e vibrar com exercícios respiratórios

Figura 9.9 – Massagem de bater e vibrar suave

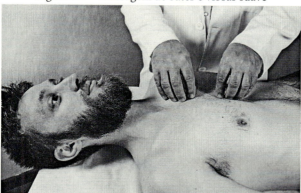

Fonte: L. C. Garves (2023)

Com o paciente em decúbito dorsal, faça a mesma massagem sobre a região peitoral, entre as costelas, ombros, clavículas, até atingir o diafragma (ver Figura 9.9). Enquanto realiza a massagem, peça a ele para fazer alguns exercícios respiratórios conduzidos por você. Por exemplo, conte as fases respiratórias para ele acompanhar. Conte até 6 para a inspiração, até 2 para uma primeira pausa, conte até 8 para a expiração e até 2 para uma segunda pausa. A respiração com pausa ajuda também no relaxamento. Expirar mais tempo que inspirar é benéfico para aumentar a demanda dentro dos pulmões por mais oxigênio.

9.2. Funcionamento dos neurônios e a base para a realização dos toques terapêuticos

O cérebro tende a ignorar tudo que é rotineiro em sua percepção consciente. O que é monótono e corriqueiro não estimula o encéfalo, ou acaba desestimulando-o com o tempo. Por outro lado, as atividades criativas geram motivação e funcionamento ativo para as áreas cerebrais. O mesmo ocorre com os toques terapêuticos — após várias repetições de uma mesma forma de tocar, o estímulo poderá ser desinteressante para as vias sensoriais de quem está recebendo o estímulo tátil. Isso não irá ocorrer se o paciente estiver com sua atenção conectada à massagem que está recebendo. Mas como nem sempre é possível garantir que a atenção consciente do massageado está presente em tudo o que está acontecendo em sua pele e nos seus tecidos, podemos aplicar toques vibratórios. Como afirma Schneider, "[...] um toque vibratório, em contraste (a monotonia), fornece uma estimulação contínua, que o cérebro provavelmente não vai ignorar"[34].

Assim, é muito importante proporcionar mudanças constantes. Mudar o paciente de posição, alternar os tipos de toques, alternar massagens com exercícios, enfim, fazer uso da criatividade e de assuntos novos e inusitados sempre que possível. Se for um paciente que necessita de uma interação de reabilitação neural, esse assunto deve ser mais estimulado. Schneider também indica que "[...] o corpo dá forma ao sistema nervoso e afeta o seu funcionamento e a sua saúde"[35].

As características do tecido nervoso e do funcionamento cerebral foram apresentadas para entendermos que os procedimentos com os toques terapêuticos devem seguir a mesma organização que vimos na estrutura e no funcionamento desse sistema, ou seja, quando se toca um paciente, as informações seguem da pele por um longo caminho, com interações e pausas (sinapses) até chegar ao seu destino final.

Considero o espaço sináptico (onde ocorre a comunicação entre os neurônios) como um lugar privilegiado, aquele em que as mudanças propostas pelo terapeuta poderiam ser "absorvidas" pelo indivíduo. Ali, as informações neurais (novas, propostas pelos toques terapêuticos) são passadas adiante, propondo que novas alternativas neurais possam ser estabelecidas.

Um toque também deve ser feito sem pressa, proporcionando pausas ao paciente. Ao realizar um toque suave, faça em seguida uma pausa. O estímulo precisa ser recebido, integrado, para que uma nova conexão possa se estabelecer. Se o paciente se encontra num estado de total estresse, pode ser que ele precise aprender a descontrair, a relaxar, a sair da condição de contração. O seu toque, não a sua fala, precisa mostrar isso. Essa referência de espaço e relaxamento, pode ser uma importante informação não verbal a ser transmitida para ele.

Sugiro o seguinte roteiro para trabalhar com os pacientes tensos, ou neurologicamente comprometidos:

---

[34] SCHNEIDER, 1998, p. 140.

[35] SCHNEIDER, M. *Movimento para a autocura*. São Paulo: Cultrix, 2005. p. 161.

1. Verifique o tônus do paciente. Os músculos precisam de quê? Suporte ou relaxamento? Pode ser que as demandas variem de região para região num mesmo corpo.

2. Como ele está respirando? Superficialmente e rápido? Sua massagem poderá lhe devolver um padrão melhor de respiração, exatamente igual a como era quando criança. As crianças tendem a respirar envolvendo de forma natural tanto o diafragma quanto os músculos peitorais. Como todas as pessoas foram criança um dia, carregamos a memória desse saudável padrão respiratório dentro de nós.

3. Independentemente do tônus muscular, há dificuldade nos movimentos? Quais dificuldades? O corpo está funcionando em bloco ou os músculos estão soltos e independentes? Algumas manobras de movimentação passiva, realizadas de forma lenta, podem ser interessantes.

4. Além do toque que está sendo aplicado no momento, você percebe se o paciente necessita de algum outro estímulo? Qual estímulo? Que provoque calma ao sistema ou sensações agradáveis ao corpo?

5. Quais movimentos e com quais objetivos poderão ser incluídos na sua sessão, em alternância com os toques terapêuticos?

6. Aplicação da massagem neurológica, ensinada a seguir.

9.3. Massagem neurológica

Essa massagem é indicada, sobretudo, para a ativação de áreas adormecidas neurologicamente, mas é boa para qualquer pessoa que queira estimular e relaxar seus neurônios.

Com o paciente em decúbito ventral, inicie essa técnica sobre suas costas. Se a área afetada for, por exemplo, um feixe de nervo do SNP, é aí que você deve privilegiar a aplicação da massagem, sem perder também o foco global, ou seja, das demais áreas.

Coloque todos os dedos de suas mãos, incluindo os polegares, na área a ser massageada. O movimento maior deve ocorrer nos punhos, porém os dedos não saem do lugar (diferentemente da técnica apresentada anteriormente). Mova-os para cima e para baixo e para as laterais (Figura 9.10). O importante nessa forma de massagear é que os toques não sejam uniformes, mas que sejam suaves e, ao mesmo tempo, transmitam vigor e novidade tátil.

Figura 9.10 – Massagem neurológica

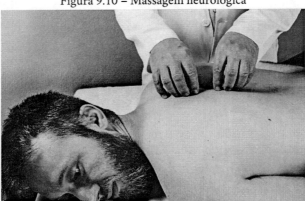

Fonte: L. C. Garves (2023)

9.4. Esclerose Múltipla (EM)

A esclerose múltipla é uma doença autoimune e de causa desconhecida, provocada por dano à bainha de mielina. Essa bainha aumenta a velocidade dos impulsos nervosos[36] e, quando danificada, faz com que esses impulsos diminuam de velocidade ou sejam interrompidos. Inicialmente, ocorre uma inflamação nos nervos, ocasionada pelas células autoimunes do corpo.

Os sintomas de um portador de EM são muito variados. Qualquer área do corpo pode sofrer danos com a inflamação: áreas controladas pelo cérebro, nervo óptico ou medula espinhal. Em todos esses casos, as sessões de massagem devem sempre visar à melhoria do movimento do paciente, como as provocadas pela espasticidade.

Segundo Backus e coautores, por exemplo, a massagem terapêutica diminui a fadiga e a dor em pessoas portadoras de EM, melhorando a qualidade de vida[37]. Schneider sugere como prioridade melhorar a res-

---

[36] Os impulsos nervosos transmitidos pelos axônios para as outras células chegam a uma velocidade de uns 100 metros por segundo. Isso se deve à bainha de mielina, um composto de gordura e proteínas, que funciona também como um isolante térmico, impedindo que determinados estímulos cheguem aos seus vizinhos.

[37] BACKUS, D. *et al*. Impact of massage therapy on fatigue, pain, and spasticity in people with multiple sclerosis: a pilot study. *Int. J. Ther Massage Bodywork*, [s. l.], v. 9, n. 4, p. 4-13, 2016.

piração dessas pessoas. Em seguida, ele recomenda realizar massagens suaves para soltar os músculos e as fáscias; depois, aplicar toques sutis, tanto para enviar estímulos calmantes ao sistema nervoso, quanto para produzir respostas sensoriais na área que está sendo estimulada. Alterne suas massagens com movimentos passivos e ativos. Procure também ajudar o paciente na reconstrução de sua autoimagem. Schneider costuma afirmar que os estímulos que chegam ao cérebro, tanto pela massagem quanto pelo movimento, têm o poder de regeneração diante dos processos naturais da degeneração[38].

Obviamente que não devemos seguir a orientação como um protocolo rígido. Cada pessoa deve receber atendimento individual, de acordo com suas necessidades. Os benefícios da massagem terapêutica bem como dos exercícios têm sido comprovados para portadores de esclerose múltipla[39].

Existem alguns tipos de EM. As mais comuns são a do tipo *surto remissão* (ocorrência de crises com remissão parcial das perdas motoras) e as de *degeneração progressiva* (perdas gradativas e constantes). Em todas elas, em geral sofrem mais as pessoas que habitam regiões de temperaturas altas, pois essas temperaturas reduzem ainda mais sua capacidade de movimentos. Além disso, a própria sessão de massagens e a realização de exercícios tendem também a fazer com que o corpo esquente. Nesses casos, durante uma sessão sempre é bom incluir compressas de água fria sobre a coluna e a nuca dos pacientes portadores dessa moléstia. Normalmente eles se sentem muito bem, proporcionando uma resposta muito mais favorável.

9.5. Massagem para reduzir a espasticidade

Espasticidade é uma desordem neurológica que provoca desequilíbrios nos comandos de contração dos músculos, alterando assim seu tônus. O tecido muscular fica rígido e pode muitas vezes provocar movimentos involuntários dos membros e outras partes do corpo. Movimentos como o andar e a fala podem ficar comprometidos.

Esse não é um quadro comum apenas aos portadores de EM. É comum também aos portadores de paralisia cerebral, vítimas de lesão medular e acidente vascular cerebral, entre outros.

---

[38] SCHNEIDER, 2005.
[39] NEGAHBAN, H.; REZAIE, S.; GOHARPEY, S. Massage therapy and exercise therapy in patients with multiple sclerosis: a randomized controlled pilot study. *Clin. Rehabilitation*, [s. l.], v. 27, n. 12, p. 1126-1136, 2013.

Schneider recomenda aplicar massagens suaves, enquanto o paciente realiza movimentos ativos com a cabeça e com os pés. Também sugere alguns exercícios para a saúde dos olhos, visando, sobretudo, ao equilíbrio na forma de enxergar.

Figura 9.11 – Massagem para reduzir espasticidade

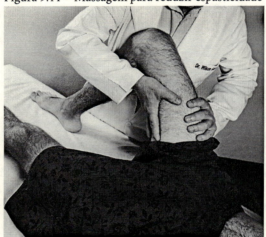

Fonte: L. C. Garves (2023)

Com o paciente deitado em decúbito dorsal, coloque suas mãos sobre a parte do corpo que se encontra em espasticidade. Em geral as pernas e coxas são mais acometidas (ver Figura 9.11). Nesse caso, apoie suas mãos nessa região. Acompanhe o ritmo respiratório do paciente e mova as mãos, praticamente sem soltar a região espástica. Com muita suavidade, afaste as mãos durante a inspiração e reaproxime-as durante a expiração, comprimindo e descomprimindo essa região. Faça isso várias vezes, alterando áreas que estão sendo tocadas. Mova os artelhos em movimentos circulares, um a um.

Retorne ao procedimento anterior. Se a pessoa puder, solicite que ande pela sala algumas vezes de costas e depois de lado. Retorne com as manobras sutis sobre as pernas e as coxas.

PARTE III

Intenções de toques de acordo com três importantes sistemas do corpo

O sistema respiratório e o digestório estão encarregados de providenciar a energia necessária para manter o organismo com vitalidade. O sistema circulatório está incumbido de distribuir essa fonte de nutrição ao corpo.

Como eles funcionam independentemente da vontade consciente, em geral consideramos como garantido que eles ajam atendendo a todas as demandas de sua responsabilidade, não precisando colocar nossa atenção neles. Porém, sabemos que podemos maximizar a sua funcionalidade por meio do trabalho corporal. Isso é o que veremos nos três próximos capítulos.

10

SISTEMA RESPIRATÓRIO

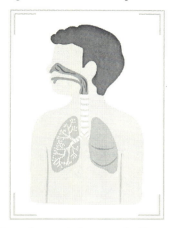

Figura 10 – Sistema Respiratório

Fonte: banco de imagens do Canvas, retrabalhada pelo autor (2023)

As condições respiratórias de um paciente é assunto tão relevante que sua ineficiência poderá comprometer todo o seu sistema orgânico.

Poderíamos considerar que a respiração tem por objetivo apenas enviar oxigênio aos tecidos e retirar deles o dióxido de carbono. No entanto, verificando o prejuízo que uma respiração deficiente causa ao indivíduo, devemos tratar esse assunto para além do ponto de vista fisiológico. Se você estiver atento à respiração do paciente durante o tempo de sua sessão corporal, poderá incluir no repertório de cuidados não só necessários ao seu organismo como um todo, mas também os aspectos que envolvem sua saúde emocional e mental, sem necessariamente "psicologizar" sua sessão terapêutica.

10.1. Benefícios alcançados com um bom fluxo respiratório

Trabalhar a respiração proporciona, entre outras coisas, o que apresentamos a seguir.

a. **Nutrição dos tecidos e energia ao indivíduo**

Tudo que uma célula precisa para funcionar — ou seja, realizar síntese proteica, divisão celular, cuidar de sua própria manutenção (manter sua homeostase celular), e com isso poder proporcionar, por exemplo, contrações musculares, entre outras coisas — é de uma bateria energética. Essa bateria, no caso da célula, é o ATP (trifosfato de adenosina), uma molécula que armazena energia proveniente da oxidação dos alimentos que consumimos, ou seja, da combinação da glicose com o oxigênio.

Essa compreensão deve estar no contexto geral dos procedimentos da terapia corporal, pois se o indivíduo está respirando mal, estará também com pouca energia e, provavelmente, suas células entrarão mais rapidamente em fadiga. Além disso, se as células estiverem necessitando de algum tipo de reparação, ou de um rendimento maior na qualidade dos movimentos, seu corpo também precisará de energia adicional. Você (que realiza massagem para regenerar tecidos) precisa compreender e adotar práticas que favoreçam esse aporte adicional de O_2 como uma necessidade primária ao processo de autocura.

b. Equilíbrio do pH (potencial de hidrogênio) sanguíneo

O pH é utilizado para medir a concentração dos íons H+ num meio qualquer, sendo representado por uma escala que varia de 0 a 14. O 0 indica um meio extremamente ácido, o 14, um meio extremamente alcalino, e 7 é o ponto de neutralidade. Dentro dos padrões de normalidade o sangue é levemente alcalino, variando de 7,35 a 7,45. Fora desses índices, o indivíduo adoece ou pode até mesmo entrar em óbito.

A respiração também atua equilibrando o pH sanguíneo, o que faz estimular ou reduzir o ritmo respiratório. Ao expirar mais demoradamente, você estará eliminando mais CO_2 do seu organismo, e isso fará com que o sangue fique mais alcalino. Níveis muito **altos de CO_2** irão abaixar **o pH**, tornando o sangue mais ácido.

c. Equilíbrio das emoções e dos pensamentos

É possível que as diversas sensações a que estamos submetidos em nosso dia a dia, como sensações de irritação, prazer, alegria, melancolia, também influenciem a respiração, produzindo contrações e deixando a respiração mais curta. Ao estimulá-la proativamente, é possível ficar menos vulnerável às adversidades externas. Para esse fim, o trabalho corporal que inclui massagens, alongamentos e relaxamento de algumas partes do corpo favorece que a entrada de oxigênio no organismo ocorra melhor e de forma natural, proporcionando sensações de bem-estar e calma.

d. Boa fonação

É comum que pessoas que queiram melhorar sua expressão sonora busquem ajuda por meio de exercícios respiratórios, pois a fala solicita ar dos pulmões e, antes de resultar em voz, mobiliza a garganta e as cordas vocais. Nesse intento, o trato vocal muda de forma para produzir os diferentes tipos de sons e a quantidade de ar vinda dos pulmões também determina a qualidade e o volume da voz.

e. Maior mobilidade ao tronco e às vísceras

Respirar bem também significa movimentar mais e melhor o tronco, incluindo a musculatura que sustenta a coluna vertebral. Aliás, um bom padrão respiratório é uma maneira de colaborar para a manutenção da coluna vertebral saudável. Ao movimentar o principal músculo respiratório, o diafragma, as vísceras também se beneficiam com uma massagem indireta. Os músculos do pescoço e da cintura escapular tendem a não ficar tão tensos quando respiramos bem.

f. Outros benefícios

Existem outros motivos que justificam ter boas condições respiratórias, como:

- melhor clareza mental proveniente de maior oxigenação do cérebro;
- prevenção de tonturas e dores no corpo, como resultado de uma maior ventilação.

10.2. Consciência da respiração

O terapeuta deve, em primeiro lugar, observar se o paciente respira naturalmente ou se há esforço para tal. Também deve notar se a respiração é deficitária, curta, apical (torácica) ou ampla, envolvendo abdômen e peito.

A percepção negativa dessa condição significa que a respiração é realizada com enrijecimento muscular, muitas vezes motivado por aspectos emocionais e mentais. Assim, considere tarefa do terapeuta corporal facilitar ao paciente a conscientização de sua realidade respiratória: natural ou forçada.

Para ajudá-lo a adquirir consciência da respiração, pense nos seguintes aspectos:

a. Que o ritmo respiratório é alterado de acordo com as circunstâncias do dia a dia;

b. Com os toques terapêuticos pode-se liberar os músculos responsáveis pela mecânica respiratória, favorecendo uma dinâmica respiratória mais natural.

10.2.1. Como facilitar a aquisição da consciência de sua respiração?

Pense por um momento como seria o padrão respiratório de um indivíduo que se encontra numa postura calma, ou ansiosa, ou irada, ou apaixonada. Independentemente dessas sensações serem de um mesmo indivíduo ou percebidas por pessoas diferentes, a forma de respirar será diferente para cada um desses estados, de acordo com o padrão emocional e mental daquele momento.

As três manobras a seguir, consistem em procedimentos para ajudar o paciente na percepção de como está respirando. As manobras A e C não necessitam de comando verbal para se efetivarem, apenas do seu toque.

Manobra A

Com o paciente deitado em decúbito ventral, coloque as mãos sobre suas costas. Perceba, com o toque, sua respiração. Sem retirar as mãos de sua pele, deslize-as em sentidos opostos, procurando expandir o espaço entre a cabeça e o quadril do paciente. Estique pele e tecidos adjacentes no mesmo sentido de expansão e contração em decorrência do movimento da caixa torácica, que se move com a respiração.

Manobra B

Peça ao paciente que mova um dos dedos indicadores. Ao inspirar, ele deve levantar o dedo, ao expirar, deve abaixá-lo. De vez em quando, durante a sessão terapêutica, ele deverá seguir essa sua orientação. É uma forma de combinar um movimento que ele mesmo tem de comandar com outro, automático, seguindo o ritmo respiratório.

Manobra C

Com o paciente em decúbito dorsal, coloque suas mãos sobre a região peitoral. Simplesmente mantenha as mãos (ou uma delas) sobre os peitorais (ver Figura 10.1). Apenas o faça sentir a pressão de suas mãos para ajudá-lo a acompanhar o movimento respiratório e dos peitorais.

Figura 10.1 – Manobra para melhorar a mecânica respiratória

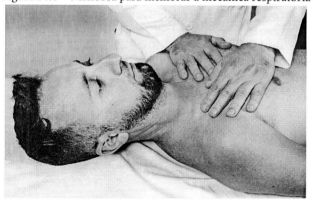

Fonte: L. C. Garves (2023)

10.3. A melhora da capacidade respiratória em três fases

Considero que a maneira de respirar faz parte de um processo de desenvolvimento, e todas as pessoas deveriam estar individualmente engajadas no seu aperfeiçoamento[40]. Tendo em vista os aspectos de conscientização individual sobre esse tema, o terapeuta corporal pode desenvolver um importante papel na condição respiratória do paciente, por meio de manobras, exercícios e toques terapêuticos. Para elaboração dessas estratégias, vejamos a seguir como elas podem ser inseridas dentro do contexto fisiológico e biomecânico da respiração.

Fases da respiração

Podemos dividir a respiração em três fases:

1. troca de ar entre a atmosfera e os pulmões;
2. troca de gases entre os pulmões e a corrente sanguínea;
3. troca de gases entre a corrente sanguínea e os tecidos e órgãos do corpo.

---

[40] Com base nessa perspectiva de trazer atenção consciente na maneira de respirar naturalmente, lancei um CD de áudio denominado *Consciência cinestésica da respiração*, cujo conteúdo são orientações de exercícios narrados, juntamente a uma vivência sonora, com o intuito de proporcionar uma experiência de como o meio externo pode alterar o fluxo natural de como respiramos.

10.3.1. Troca de ar entre a atmosfera e os pulmões (hematose)

O pulmão é uma estrutura elástica, o que facilita a dinâmica do ar que ora é aspirado para dentro dos pulmões, ora é expelido pela traqueia para fora, para a atmosfera. Todo esse processo ocorre por meio de forças mecânicas, e é motivado também pela pressão presente dentro dos alvéolos. Quando os pulmões se expandem, há a passagem de ar da atmosfera para o interior dos pulmões. Esse mecanismo é chamado de *inspiração* ou *inalação*, provocando o aumento do volume interno dos pulmões e, consequentemente, queda de pressão interna, em relação à pressão atmosférica. No sentido inverso, quando os pulmões se retraem, ocorre a *expiração* ou *exalação*, quando então seu volume diminui e a pressão interna aumenta em relação à da atmosfera. Observe que o movimento do ar é determinado pela diferença de pressão existente entre o interior dos pulmões e o meio externo.

Os órgãos que realizam as trocas gasosas apresentam paredes de superfície muito fina, úmida e permeável para favorecer a retenção das moléculas gasosas e facilitar sua difusão.

Como podemos ajudar nessa fase?

Como vimos, o mecanismo da respiração depende de contrações musculares rítmicas, que são controladas pelo sistema nervoso autônomo. Sem entrar nesses detalhes, devemos, em primeiro lugar, pensar nos toques e nas manobras que facilitam a mecânica desses músculos. Nesse sentido, devemos ficar atentos sobre quais são os músculos responsáveis pela inspiração e expiração e procurar ativá-los, iniciando por seu relaxamento. Trabalhe proporcionando também mecanismo que facilite ganho de consciência dos músculos que estão sendo estimulados. Em outras palavras, que o paciente possa perceber o movimento que ocorre em seu corpo, proveniente da respiração, que ele possa desenvolver consciência cinestésica da respiração. Isso você consegue, sem muitas palavras, apenas ajudando-o na aquisição de um novo e bom padrão respiratório.

10.3.1.1. Músculos responsáveis pela respiração

Veja na ilustração a seguir, Figura 10.2, quais são os músculos utilizados na respiração. O diafragma, o maior e o mais importante deles, juntamente aos intercostais internos e a parte intercondral (cartilaginosa) dos intercostais externos são os principais músculos utilizados na inspiração. Além desses, para inalar temos a participação dos músculos acessórios, que são utilizados quando necessitamos forçar para inspirar. São eles o esternocleidomastoideo e os escalenos.

Figura 10.2 – Músculos da respiração

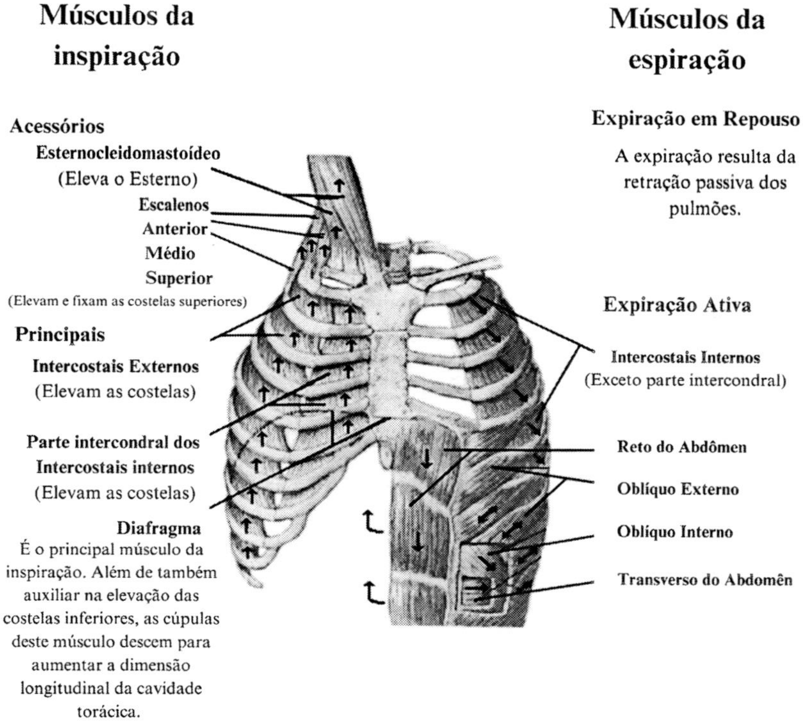

Músculos da inspiração

Acessórios
Esternocleidomastoídeo
(Eleva o Esterno)
Escalenos
Anterior
Médio
Superior
(Elevam e fixam as costelas superiores)

Principais
Intercostais Externos
(Elevam as costelas)

Parte intercondral dos
Intercostais internos
(Elevam as costelas)

Diafragma
É o principal músculo da inspiração. Além de também auxiliar na elevação das costelas inferiores, as cúpulas deste músculo descem para aumentar a dimensão longitudinal da cavidade torácica.

Músculos da espiração

Expiração em Repouso
A expiração resulta da retração passiva dos pulmões.

Expiração Ativa

Intercostais Internos
(Exceto parte intercondral)

Reto do Abdômen

Oblíquo Externo

Oblíquo Interno

Transverso do Abdomên

Fonte: banco de imagens do Canvas, retrabalhada pelo autor (2023)

A expiração deveria ser apenas um ato passivo de retração dos seus pulmões, com a saída do ar, sem nenhum músculo esquelético atuando. Porém, existem situações em que uma expiração mais ativa se faz necessária. Nesse caso, há a participação dos seguintes músculos: intercostais internos (exceto sua parte cartilaginosa), reto do abdômen, oblíquo interno, oblíquo externo e o transverso do abdômen.

10.3.1.2. Papel do diafragma na respiração

Figura 10.3 – Diafragma

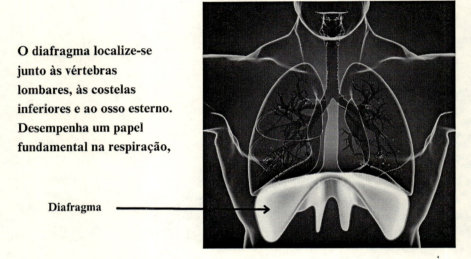

O diafragma localize-se junto às vértebras lombares, às costelas inferiores e ao osso esterno. Desempenha um papel fundamental na respiração,

Diafragma

Fonte: magicmine/Depositphotos.com (2022)

O diafragma é um importante músculo esquelético que separa a cavidade abdominal da torácica. É o assoalho da cavidade torácica e o teto da cavidade abdominal. Quando em estado de relaxamento, tem um formato de abóbada.

Além de responder por 70% da mecânica inspiratória, ele exerce influência também no abdômen, ajudando no peristaltismo dos intestinos. Ao se contrair o diafragma, produz-se uma pressão sobre o abdômen.

Sua origem se dá na parte posterior do processo xifoide (parte inferior do osso esterno), nas seis costelas inferiores (incluindo suas partes cartilaginosas) e em duas ou três, a depender da pessoa, vértebras lombares (L1-L3). Mantém sua inserção convergindo nele mesmo, num centro tendíneo (ver Figura 10.3).

Ao inspirar, seu centro tendíneo é tracionado para baixo, aumentando o volume da cavidade torácica, favorecendo a entrada de mais ar nos pulmões. Conta ainda com três aberturas que possibilitam a passagem de nervos, aorta, esôfago e das estruturas vasculares e do sistema linfático.

10.3.1.3. Ativação do diafragma

Exercício gangorra

Com o paciente em decúbito dorsal, peça a ele que inspire e expire, retendo a respiração.

Figura 10.4 – Exercício gangorra

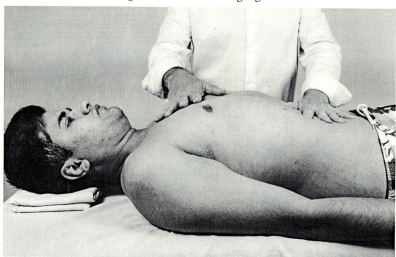

Fonte: L. C. Garves (2023)

Nessa pausa após a expiração, alterne entre estufar a barriga e murchá-la e estufar o peito e abaixá-lo (ver Figura 10.4). Repita esse exercício umas dez vezes ou enquanto conseguir ficar sem inspirar. Perceba com que facilidade ele executa esse movimento, que é uma maneira de ativar o músculo diafragma sem ajuda do terapeuta.

Massagem nos músculos peitorais

Realize uma massagem de *tapping*. As pontas de seus dedos devem tocar com suavidade os músculos peitorais. Se o paciente for do sexo feminino, não é recomendado massagear os seios, apenas o seu entorno.

Massagem no abdômen

Faça uma massagem circular exatamente como orientado no Capítulo 12, "Sistema digestório".

Tocando o diafragma

Com o paciente em decúbito dorsal, faça uma massagem ao longo da parte anterior do músculo diafragma.

Figura 10.5 – Massagem para soltar o músculo diafragma

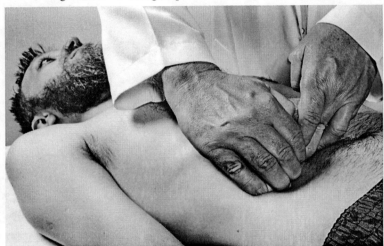

Fonte: L. C. Garves (2023)

Aplique óleo ou creme sobre suas mãos e deslize-as no sentido transversal da parte anterior do tronco, de forma que as mãos fiquem entre o abdômen e as costelas (ver Figura 10.5).

Exercício gangorra

Repita o exercício da gangorra. Peça ao paciente para alternar entre estufar a barriga e estufar o peito, algumas vezes. Você percebeu melhoria de desempenho nesse movimento? E o paciente notou alguma modificação?

Massagear abaixo das costelas para tocar no diafragma

Figura 10.6 – Massagem para liberar o diafragma

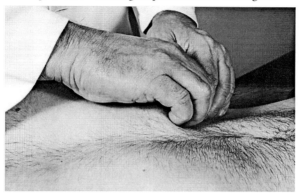

Fonte: L. C. Garves (2023)

Seus dedos devem adentrar por baixo, na parte alcançável das costelas inferiores (ver Figura 10.6). Dessa maneira você poderá atingir também o músculo diafragma, presente ao longo das costelas. Faça novamente o exercício da gangorra, colocando agora uma de suas mãos nos peitorais e a outra no abdômen. Houve mais consciência do movimento respiratório?

Movimentando a caixa torácica com o paciente em decúbito dorsal

Figura 10.7 – Movimentando a caixa torácica

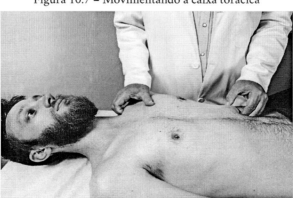

Fonte: L. C. Garves (2023)

Com o paciente em decúbito dorsal, apoie uma das mãos em uma de suas clavículas e a outra na costela inferior do mesmo lado. Tocando essas estruturas, mova a caixa torácica para cima e para baixo, sem provocar desconforto (ver Figura 10.7). Faça umas dez repetições antes de mudar de lado.

Movimentando a caixa torácica com o paciente em decúbito lateral

Com o paciente em decúbito lateral, peça que ele levante o braço que está livre, mantendo-o acima da cabeça, deixando a área do tórax livre para ser massageada. Apoie uma de suas mãos na clavícula e a outra na borda inferior da última costela. Faça movimentos de balanceio com as costelas, no sentido da cabeça e do quadril.

Massagem nos músculos intercostais localizados entre as costelas

Mantenha seus dedos flexíveis. Com as pontas dos dedos firmes entre as costelas, mova apenas as pontas dos dedos, com pequenas pressões nessa região. Essa pode ser uma área dolorida, portanto verifique com o seu paciente se o seu toque está sendo suportável ou confortável.

10.3.1.4. Troca de gases entre os pulmões e a corrente sanguínea

Tanto a passagem do oxigênio, dos pulmões para a corrente sanguínea, quanto a do dióxido de carbono, da corrente sanguínea aos pulmões, fazem parte de um processo natural, a hematose, que é a difusão desses gases que ocorre dentro dos alvéolos pulmonares.

Esse processo resulta na participação dos sistemas respiratório e circulatório, que atuam no transporte de sangue arterial rico em O_2 e do sangue venoso concentrado de CO_2. Esse mecanismo acontece por diferença no gradiente de concentração desses gases dentro dos capilares. Ali, o CO_2 difunde-se da corrente sanguínea para o meio externo e, havendo a oxigenação do sangue, o processo inverso é estabelecido, trazendo pelo sangue as moléculas de O_2 dos pulmões. O O_2 é transportado pela corrente sanguínea em combinação com a molécula de hemoglobina (proteína associada a íons de ferro).

Como podemos ajudar nessa fase?

Como vimos anteriormente, o ar entra e sai dos alvéolos graças ao movimento conjunto do tórax (músculos esqueléticos listados anteriormente) e do músculo diafragma. Dessa maneira, devemos considerar se o padrão postural torácico do paciente compromete ou favorece esse processo respiratório.

Schneider afirma que uma má respiração pode sim estar relacionada a uma tensão em qualquer localidade corporal, e podemos melhorá-la relaxando essa parte mais tensionada.

Nesse sentido devemos nos perguntar: mudar a postura ou a respiração? Devemos trabalhar com as duas hipóteses. Uma respiração curta alterará a morfologia do corpo, inibindo a expansão do tórax e do diafragma. Com os músculos dessa área contraídos, haverá o estreitamento da cavidade torácica; os ombros ficarão protusos (para frente), alterando negativamente o posicionamento do pescoço e do tórax. Assim, mais uma vez reforçamos a ideia de manter a respiração mais consciente, plena e profunda também nos momentos desfavoráveis.

Manobra de massagem nos peitorais e intercostais com paciente deitado sobre uma bola

Figura 10.8 – Massagem nos peitorais e intercostais com paciente deitado sobre uma bola

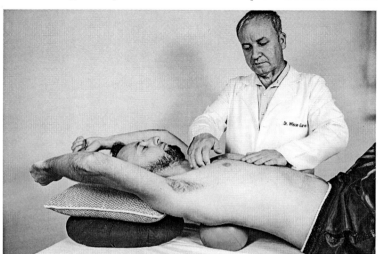

Fonte: L. C. Garves (2023)

Consiga uma bola de plástico de um tamanho menor que o de uma bola de futebol oficial. Você pode murchar um pouco essa bola para que ela fique ajustada ao corpo do paciente. Com ele deitado em decúbito dorsal, com os joelhos dobrados, posicione essa bola sob e entre suas escápulas. O importante é que a cabeça esteja no prolongamento do pescoço (ver Figura 10.8). Para isso, consiga e ajeite quantos travesseiros forem necessários. Oriente-o para manter os braços acima da cabeça. Com as pontas dos dedos, presentes e flexíveis, deslize-os por todas as partes do seu peitoral, evitando, no caso das mulheres, a região que compreende os seios. Depois, passe a deslizar as pontas dos dedos sobre os músculos intercostais.

Liberação dos ombros

Com o paciente em decúbito lateral, mobilize seu ombro passivamente, deixando suas mãos uma no peito e a outra na escápula.

Figura 10.9 – Liberação dos ombros

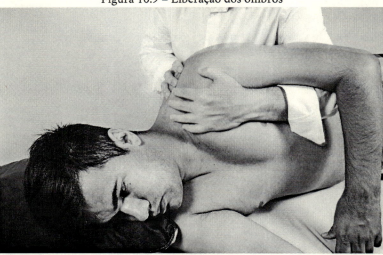

Fonte: L. C. Garves (2023)

Mova o ombro para a frente e para trás, num movimento de sacudir, com o intuito de soltar a articulação (ver Figura 10.9). Massageie com as pontas dos dedos ao redor da escápula.

Manobra nos peitorais

Com o paciente em decúbito dorsal, procure verificar se ele está numa boa postura. Use um pequeno travesseiro sob sua cabeça.

Figura 10.10 – Manobra nos peitorais

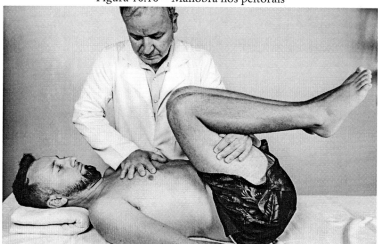

Fonte: L. C. Garves (2023)

Verifique se a cabeça e o pescoço estão alinhados (o queixo não deve estar apontando nem para baixo, nem para cima). Num primeiro momento, posicione suas mãos sobre os peitorais e, toda vez que ele expirar, pressione deslizando uma mão em direção ao abdômen e a outra em direção ao ombro, alongando ombros e costelas com a pressão nos peitorais. Após três repetições nessa manobra, mantenha uma das mãos sobre o peito e a outra abaixo das pernas (próximo aos joelhos). Na expiração, pressione o peito e puxe as pernas, levando-as na direção da cabeça (ver Figura 10.10).

Massagem nos intercostais com almofada abaixo das costelas

Com o paciente em decúbito lateral, coloque uma almofada debaixo das costelas inferiores para massagear os músculos intercostais alongados. Com as pontas dos dedos, massageie suavemente essa região.

10.3.1.5. Troca de gases entre a corrente sanguínea e os tecidos e órgãos do corpo (respiração celular)

Como vimos, o processo de nutrição de quase todas as células do nosso corpo é realizado com a oxidação dos nutrientes que consumimos. Para isso, o gás oxigênio precisa chegar até as células e penetrar nas mitocôndrias para gerar energia na forma de ATP. O que sobra desse processo, o gás carbônico, também precisa ser transportado para a circulação sanguínea, até os pulmões, para ser eliminado.

Como podemos ajudar nessa fase?

Ao melhorar a circulação sanguínea do paciente, você colaborará com todo esse processo. Esse tema será tratado no próximo capítulo. Seguindo os procedimentos recomendados, seguramente haverá uma melhor penetração do oxigênio nos tecidos, favorecendo a respiração celular.

11

SISTEMA CIRCULATÓRIO

Figura 11 – Sistema circulatório

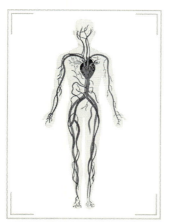

Fonte: banco de imagens do Canvas, retrabalhada pelo autor (2023)

Neste capítulo, buscaremos compreender os mecanismos básicos que regem o funcionamento do coração e a distribuição dos líquidos (sangue e linfa) pelo corpo humano. Nesses dois contextos, o terapeuta corporal pode colaborar para maximizar e melhorar o funcionamento desse sistema corporal. Entre os aspectos importantes do sistema circulatório, destacamos: transporte e distribuição de nutrientes, oxigênio, enzimas e hormônios aos órgãos e células do organismo; remoção de substâncias tóxicas presentes no corpo; regulagem do equilíbrio líquido-eletrólito; equilíbrio do pH (visto no capítulo anterior) e também da temperatura corporal; proteção, como a coagulação sanguínea para prevenir uma hemorragia excessiva; além dos benefícios do sistema linfático que veremos mais adiante.

11.1. O coração

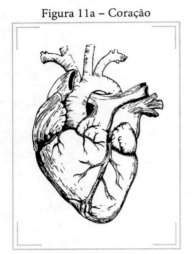

Figura 11a – Coração

Fonte: banco de imagens do Canvas, retrabalhada pelo autor (2023)

É na região do coração que facilmente se percebe que *emoção provoca contração*. É comum encontrar relatos de dor física na região próxima ao osso esterno e nos músculos peitorais relacionada aos sentimentos de pesar e tristeza. Isso é fato recorrente nas sessões, e minha recomendação para esses casos é atenção no toque, que deve transmitir e sinalizar companheirismo e vontade de ajudar. Isso se faz com mãos suaves e presentes durante a massagem local. É também nessa região que notamos músculos relaxados quando o indivíduo vive sentimentos e sensações de equilíbrio e bem-estar. Talvez por isso o coração seja considerado o símbolo do amor.

O coração funciona como uma bomba, cuja função é receber o sangue repleto de gás carbônico, proveniente de todo o corpo, e bombeá-lo para os pulmões para a troca gasosa com o meio ambiente e, ao mesmo tempo, receber dos pulmões sangue rico em oxigênio para bombeá-lo para todo o organismo. Para esse exaustivo trabalho, o coração conta com um forte e incansável músculo cardíaco, capaz de realizar em média 100 mil batimentos ao longo de um único dia, e bombear cerca de 5 litros de sangue por minuto. É importante entender que o líquido sanguíneo só flui se for forçado pela bomba do coração. Essa força produz uma pressão maior que outras partes dos tubos sanguíneos, fazendo com que o sangue se desloque com facilidade de um local de maior para menor pressão.

11.1.1. O funcionamento do coração

O controle do batimento cardíaco é regulado pelo sistema nervoso autônomo nas suas ramificações parassimpática (nervo vago) e simpática. É por meio da atuação do SNA que o coração bate mais rápida ou lentamente. Esse é um importante ponto a se considerar, pois uma massagem bem aplicada, visando apenas ao relaxamento das fibras musculares esqueléticas do corpo como um todo, favorecerá um melhor equilíbrio entre as partes do organismo comandadas pelos sistemas simpático e parassimpático, e com isso o sistema cardíaco como um todo.

Num indivíduo descansado, o coração realiza de 60 a 80 batimentos por minuto. Quando esse batimento está abaixo de 60, considera-se que o indivíduo apresenta *bradicardia*, e acima de 100, que ele está com *taquicardia*. Porém, existem condições em que, mesmo dentro dos aspectos de normalidade, esse protocolo pode ser alterado. Um atleta maratonista, por exemplo, apresenta em média, 35 a 40 batimentos por minuto. A estatura da pessoa também influencia o número de batimentos. Quanto mais baixa for a pessoa, maior será o número de batimentos cardíacos. Por exemplo, uma criança pode apresentar 120 batimentos e um feto, 140 batimentos por minuto.

Para o coração dar conta de tanto trabalho, necessita de receber uma quantidade muito grande de sangue. Isso é feito por três artérias coronárias. Essas podem apresentar problemas, como quando ficam estreitadas com depósito de colesterol (gordura que se acumula nas paredes das artérias, problema conhecido como aterosclerose). Essa condição diminui o fluxo sanguíneo e torna-o mais turbulento. Com as superfícies das artérias carótidas mais ásperas, há maior probabilidade de ocorrência de trombo ou de formação de coágulo, o que pode levar ao infarto do miocárdio. Para se ter uma ideia da gravidade dessa situação, de 30 a 60 segundos de bloqueio de um vaso sanguíneo coronário, o coração deixa de funcionar corretamente, e suas propriedades elétricas são alteradas.

11.1.2. Trabalho corporal para favorecer o bom funcionamento do coração

No que tange ao trabalho corporal, devemos considerar que a área que envolve o coração deve estar livre para não dificultar a passagem do fluxo sanguíneo e o livre funcionamento do coração. Quando o tórax, por exemplo, perde flexibilidade em decorrência de tensão muscular acumulada, isso se torna um obstáculo para essa fluidez. Os motivos da tensão torácica vão desde os maus hábitos de respiração (respiração curta) e má postura, às emoções negativas, como ansiedade e angústia.

As manobras e os toques terapêuticos apresentados a seguir têm o intuito de melhorar o fluxo sanguíneo do tórax e a respiração local, além de alongar as fibras musculares, desfazer nódulos do tecido conjuntivo e proporcionar maior liberdade de movimento nessa área. Fique sempre atento se o paciente está com os músculos rígidos e sensíveis à dor. Tenha em mente a intenção de melhorar a irrigação do coração e favorecer seu bom funcionamento.

Massagem nos peitorais com o paciente em pé

Manobra A

Figura 11.1a – Alongamento dos músculos peitorais

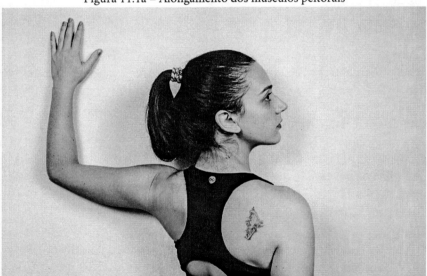

Fonte: L. C. Garves (2023)

Com o paciente em pé e próximo a uma parede, peça-lhe que levante um dos braços na horizontal, dobre o cotovelo em 45 graus e encoste antebraço e mão na parede (ver Figura 11.1a). Com esse braço dobrado, peça-lhe que afaste o tronco da parede sem afastar mão e antebraço. Esse movimento fará com que os músculos peitorais desse lado se alonguem.

Figura 11.1b – Massagem no peitoral alongado

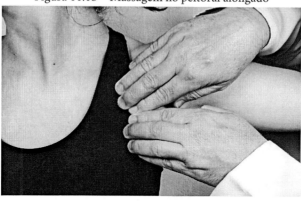

Fonte: L. C. Garves (2023)

Nessa posição, massageie com a ponta dos dedos os peitorais do paciente, deslizando-a sobre seus músculos, favorecendo o alongamento com a sua massagem (Figura 11.1b).

Manobra B

Figuras 11.2a e 11.2b – Liberação da caixa torácica

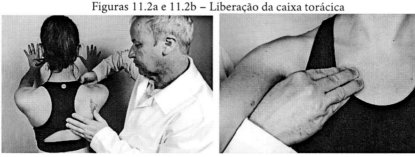

Fonte: L. C. Garves (2023)

Com o paciente em pé, os braços esticados, as mãos apoiadas sobre a parede e as palmas voltadas para cima, peça-lhe que mova apenas a caixa torácica, para frente e para trás, sem movimentar os braços. Enquanto ele faz esse movimento, você deve massagear com as pontas dos dedos os músculos peitorais e os músculos intercostais, entre as costelas (ver Figuras 11.2a e 11.2b).

Manobra C

Figura 11.3 – Rolagem miofascial dos peitorais

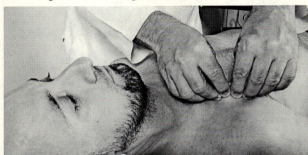

Fonte: L. C. Garves (2023)

Aplique a rolagem miofascial dos músculos peitorais (ver Figura 11.3), exatamente como descrita na p. 81 (massagem de pinçamento), Capítulo 7: "Tecido conjuntivo (fáscias e tendões)". Realize essa manobra pensando agora em liberar o excesso de tecido conjuntivo das áreas que circundam o coração.

11.2. Circulação sanguínea

Figura 11.4 – Pequena e grande circulação

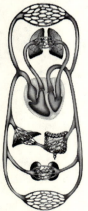

Fonte: blueringmedia/Depositphotos (2015)

A circulação sanguínea humana compreende a circulação sistêmica (ou grande circulação) e a circulação pulmonar (ou pequena circulação) (ver Figura 11.4).

Circulação pulmonar: é o movimento sanguíneo entre o coração e os pulmões. O ventrículo direito envia sangue rico em CO_2 aos pulmões, por meio das artérias pulmonares direita e esquerda. Elas se ramificam em artérias menores e depois em arteríolas e por último em vasos capilares. Os vasos capilares circundam os alvéolos, onde acontece a troca gasosa. Após a efetivação da troca, o sangue rico em O_2 segue pelos capilares que se unem para formar as vênulas, depois as veias, indo desembocar nas veias pulmonares direita e esquerda e finalmente retornar ao coração pelo átrio esquerdo.

Circulação sistêmica: Essa circulação é a que mais interessa para o terapeuta corporal, pois é nela que se pode intervir para facilitar a troca gasosa entre o coração e demais células do corpo. Do ventrículo esquerdo sai sangue rico em O_2 pela artéria aorta, que se ramifica em artérias menores, depois em arteríolas e finalmente em vasos capilares que se espalham por todo o corpo. Após a efetivação da troca gasosa, o sangue, rico em CO_2, seguirá por vasos capilares, que se fundirão, formando vênulas, veias, desembocando nas veias cavas inferior e superior para, finalmente, retornar ao coração pelo átrio direito.

11.2.1. Características dos capilares

Os vasos capilares são o destino final e inicial de todo o processo circulatório. É onde acontece a troca entre o sangue e o líquido intersticial, e desses para os tecidos, onde, por meio de difusão, os gases se movem.

São a extensão das camadas internas das veias e artérias e estão encarregados de levar o sangue das arteríolas para as vênulas. Suas paredes são da espessura de apenas uma célula, para facilitar as trocas gasosas com o meio externo. Respondem às necessidades dos tecidos, dilatando-se ou comprimindo-se.

São poucos os tecidos do corpo que não são supridos por capilares, são eles: a epiderme, as cartilagens, o cristalino e a córnea.

Ao receber uma massagem ou responder à solicitação de movimentos, os capilares do organismo se dilatam para abastecer o músculo que está em atividade ou em exercício. Assim, podemos incluir em nosso repertório de intenções terapêuticas a aplicação de toques visando à maior irrigação aos tecidos.

11.2.2. Prática corporal para fortalecer os capilares

A recomendação dada a seguir é de Meir Schneider, e deve ser considerada tanto no trabalho individual com o paciente, quanto como recomendação e orientação para que ele possa realizá-lo em casa, nos intervalos entre as sessões terapêuticas. Cabe aqui ressaltar que toda orientação dada ao paciente com problemas cardíacos precisa ter o aval de seu médico de confiança.

Visualização das mãos e dos pés

A visualização possibilita o foco consciente na área visualizada e possibilita uma melhor concentração de sangue nessa área. Com o foco nas partes extremas do corpo, o paciente favorecerá uma melhor circulação por todo o organismo. Esse procedimento pode ser realizado durante a aplicação de qualquer técnica de massagem.

Massagem e automassagem nas mãos, braços, pés, pernas, pescoço, couro cabeludo e ombros

Essa prática colabora na aquisição de uma maior demanda sanguínea em todas essas áreas citadas, que são partes mais periféricas do organismo.

Alternância de compressas quentes e frias

Ao alternar compressas quentes e frias, você proporcionará benefícios como a vasoconstrição, quando eles se contraem com a compressa fria, e a vasodilatação, quando relaxam com a compressa quente. O paciente também pode se beneficiar desse recurso em sua casa, realizando num mesmo banho a alternância de água quente e fria.

11.2.3. Orientação de caminhadas

Caminhar aumenta a demanda de oxigênio nos capilares do ponto que está sendo solicitado para a execução dessa prática. Dê essa orientação ao paciente, incluindo caminhadas para a frente, para os lados e para trás, concomitante ao trabalho que você faz com ele com as sessões dos toques terapêuticos.

11.2.4. Pressão sanguínea

O coração é constituído por quatro câmaras que funcionam paralelamente: as duas superiores são os átrios que se abrem e fecham simultaneamente; as duas inferiores são os ventrículos, que se contraem e relaxam num mesmo momento.

A pressão que o sangue exerce nas paredes dos vasos sanguíneos é originada da contração do ventrículo esquerdo (sístole) ao bombear sangue para o interior da aorta. Esse é o momento de pressão máxima ou sistólica, que em condições normais é cerca de 120 mmHg. A unidade mmHg refere-se a milímetros de mercúrio.

Quando o ventrículo esquerdo recebe o sangue arterial, vindo do átrio esquerdo ocorre a diástole, ou seja, a pressão mínima, que em condições normais corresponde a algo em torno de 80 mmHg.

Assim, a pressão sanguínea em artérias é alta e oscilante, em comparação à pressão sanguínea das veias. Em condições normais, a pressão de uma pessoa corresponde a essas duas mensurações: 120 mmHg por 80 mmHg, ou seja: 12 por 8.

11.2.4.1. Pressão arterial alterada

Toda pressão sanguínea exerce influência sobre a parede dos vasos. É considerado um padrão de pressão normal quando a sistólica varia de 90 a 135 mmHg e a diastólica entre 60 e 85 mmHg. Quando os números estão acima disso, temos a hipertensão, com consequências maiores do que quando a pressão é baixa. O indivíduo hipertenso está sujeito a cefaleias, tonturas, perda da acuidade visual ou a consequências mais graves, como enfarto do miocárdio e acidente vascular cerebral (AVC).

A pressão baixa, ou hipotensão, também pode acarretar problemas, como insuficiência de sangue no cérebro, e com isso provocar tonturas e desmaios. Pode ocorrer em decorrência de hemorragias, infecções agudas e insuficiência cardíaca.

Uma das melhores maneiras de reduzir a pressão sanguínea é o relaxamento, como a meditação, exercícios de concentração e, para aumentar a pressão, atividades um tanto mais vigorosas, a depender das condições da pessoa, e a massagem, visando ao relaxamento.

Os sistemas simpáticos e parassimpáticos[41] exercem uma influência muito grande no equilíbrio da pressão. A vasoconstrição ocorre como resultado de impulso nervoso simpático e faz aumentar a pressão sanguínea. Por outro lado, a vasodilatação diminui pressão sanguínea em decorrência da atuação do sistema parassimpático.

---

[41] Ver Capítulo 9, "Tecido nervoso/Organização do sistema nervoso", p. 112.

São várias as influências que alteram a pressão sanguínea. Infelizmente não temos como abordá-las todas, pois não é o escopo do livro. Em geral, é bom entender que o batimento do coração influencia a PA, além de resistências periféricas, grau de elasticidade das artérias e a viscosidade do sangue.

11.2.5. O trabalho do terapeuta corporal

Como vimos até aqui, para se estabelecer um bom fluxo sanguíneo e um bom funcionamento cardíaco, devemos oferecer ao paciente estímulos e relaxamentos que lhe proporcionem uma condição natural de eficiência desse fluxo.

Em primeiro lugar, devemos trabalhar com o propósito de liberar as tensões corporais que possam dificultar ou impedir o bom fluxo arterial e venoso. Segundo Meir Schneider, devemos dar atenção especial na liberação das tensões do quadril, para ajudar no melhor fluxo sanguíneo em toda extensão dos membros inferiores, além das tensões dos ombros, para melhor fluxo sanguíneo nos membros superiores. Nos Capítulos 19, "Integrando tronco e membros superiores", e 20, "Integrando tronco e membros inferiores", você encontrará recomendações para liberar essas áreas.

Liberação de tensão nos glúteos

Figura 11.5 – Massagem nos glúteos

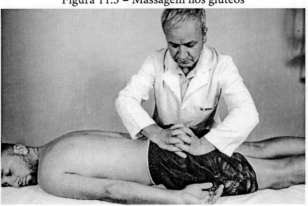

Fonte: L. C. Garves (2023)

O paciente deve estar deitado em decúbito ventral. Entrelace os dedos das mãos e coloque-as sobre os glúteos do paciente. Impulsione o movimento dos punhos de forma vigorosa, semelhantemente a uma tapotagem, fazendo com que as tensões dos glúteos cedam (ver Figura 11.5).

Alongamento do quadríceps

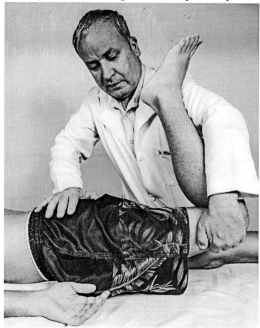

Figura 11.6 – Alongamento do quadríceps

Fonte: L. C. Garves (2023)

Após a manobra anterior, e ainda em posição de pronação, alongue os quadríceps da coxa, puxando a perna do paciente para cima. Suas mãos devem estar apoiadas sobre o seu joelho e o glúteo, e o alongamento deve ser realizado no limite de estiramento suportável por ele (ver Figura 11.6).

Mobilização passiva da articulação do quadril

Figura 11.7 – Pernas em movimentos circulares

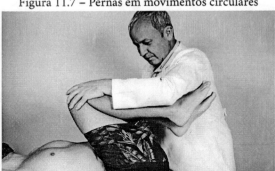

Fonte: L. C. Garves (2023)

Com o paciente em decúbito dorsal, realize manobras passivas do quadril. Apoie suas mãos sobre os joelhos e mova as pernas em movimentos circulares (ver Figura 11.7). Faça dez vezes numa direção e dez vezes no sentido contrário.

Com o paciente em decúbito lateral, mova sua perna para a frente e para trás. Faça isso dez vezes, num ritmo de balanceio.

Novamente em decúbito dorsal, apoie suas mãos sobre os joelhos para girar o quadril.

Sacolejo dos pés

Figura 11.8 – Sacolejo dos pés

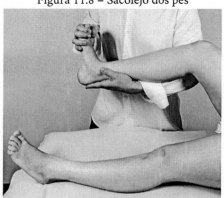

Fonte: L. C. Garves (2023)

Apoie uma das mãos sobre a região dos metatarsos e a outra no calcanhar. Mova o pé com movimento de sacolejo (ver Figura 11.8), repetindo várias vezes o movimento de flexão e extensão passiva do pé. Após manobrar um dos pés, repita o mesmo procedimento no outro pé.

Liberação da circulação nas mãos

Figura 11.9 – Sacolejo das mãos

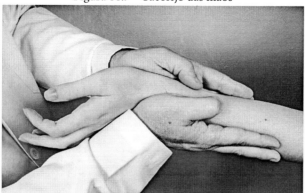

Fonte: L. C. Garves (2023)

Apoie a base de suas duas mãos (próximas ao punho), no punho de uma das mãos do paciente. Faça movimentos de flexão e extensão de suas mãos de forma que a mão do paciente fique completamente livre para mover-se passivamente em consequência dos impulsos provocados pelas suas mãos (ver Figura 11.9).

11.2.6. Massagem de tapotagem para ativar a circulação (*tapping*)

Essa é a principal massagem que utilizamos para ativar a circulação sanguínea e é semelhante àquela apresentada no Capítulo 8, "Tecidos de suporte/Ossos". Suas mãos devem estar com os punhos soltos. O foco de sua massagem é a ativação da circulação em todas as partes do corpo do paciente. Nas coxas e nos braços, a manobra deve ser feita com as mãos fechadas e as batidas devem ser realizadas de forma que a parte que toca seja a lateral de suas mãos. Nas demais partes, faça a massagem utilizando as pontas dos dedos, que devem estar firmes e com as articulações flexíveis.

Aplique essa massagem por 30 minutos ao menos, alternando com a mobilização passiva dos membros; alterne com as técnicas apresentadas anteriormente.

Essa técnica também beneficia os portadores de diabetes, pois melhora a circulação (em geral o diabético tem uma circulação ruim), ajudando na distribuição de insulina pela corrente sanguínea.

11.3. Fatores de risco que causam as doenças do coração

Como vimos, os maus hábitos são os verdadeiros vilões do coração. Em condições normais, ele é capaz de funcionar muito bem 24 horas por dia, por mais de 75 anos. Entretanto, devemos considerar que existem fatores de risco que podem alterar esse bom funcionamento. Pontuar esse assunto para a consciência do paciente pode ser extremamente relevante, pois ele poderá colaborar para a saúde do seu próprio coração. Sempre é possível fazer uma reavaliação de hábitos e, quem sabe, mudanças significativas podem vir a ocorrer.

Entre os fatores de risco, existem aqueles que são controláveis e aqueles que são supostamente não controláveis[42]. Podemos citar como fatores de risco controláveis o sedentarismo, a obesidade, a depressão, o estresse, o colesterol alto, níveis elevados de triglicérides, o diabetes, o tabagismo e a pressão alta. São considerados fatores de risco não controláveis as heranças genéticas, a raça, o sexo e, por último, a idade avançada.

Para todos os fatores de risco, a conscientização é o que nos·dá a oportunidade de reverter o quadro e possibilitar uma nova e melhor maneira de viver.

---

[42] Com a descoberta do sequenciamento do genoma humano, feita pelos cientistas em 2004, e por meio de pesquisas realizadas em gêmeos univitelinos, chegou-se à conclusão de que os estilos de vida exercem uma influência muito grande no curso final de uma doença, mesmo naquelas em que o prognóstico era tido como destino fatal. Hoje, pode-se afirmar que *genética não é destino*.

12

SISTEMA DIGESTÓRIO

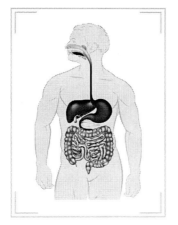

Figura 12 – Sistema digestório

Fonte: banco de imagens do Canvas, retrabalhada pelo autor (2023)

De forma bastante simplificada, podemos visualizar o sistema digestório como um tubo que se inicia na boca e termina no ânus. Nessa travessia pelo corpo, no entanto, ele realiza um trabalho nada simples de triturar e metabolizar o alimento ingerido. Alimento esse que apenas se integrará ao corpo quando for assimilado pela corrente sanguínea, para ser utilizado como fonte de energia ou armazenado para gasto futuro. Para que tudo isso ocorra, o bolo alimentar precisa se movimentar, numa sincronia que demanda a participação de todos os órgãos desse sistema e a liberação de sucos e hormônios, promovendo uma série de reações mecânicas e químicas. Quando algo não vai bem nesse processo, várias complicações podem ocorrer.

O Método Meir Schneider – Self-Healing® dispõe de alguns toques terapêuticos cuja função é estabelecer a normalidade e a melhoria das funções digestivas. Esses procedimentos, como apontado mais adiante, têm também importante conotação para combater o estresse.

O aparelho digestório é formado pela boca, faringe, esôfago, estômago, intestino delgado (duodeno, jejuno e ílio), intestino grosso (ceco, cólon ascendente, cólon transverso, cólon descendente, cólon sigmoide, reto) e ânus. Contam ainda, como órgãos acessórios, os dentes, a língua, as glândulas salivares, o fígado, a vesícula biliar e o pâncreas.

A digestão inicia-se na boca, com a liberação de salivas, entre elas, pelas glândulas salivares parótida, submandibular e sublingual, e pela mastigação, proporcionada pelos dentes. A saliva ajuda na dissolução do alimento ao mesmo tempo que o umedece para ser engolido.

Para que ocorra uma boa mastigação, faz-se necessário que os dentes estejam em bom estado e bem alinhados, além de que haja uma boa articulação entre a mandíbula e o maxilar. Nesse sentido, liberar as tensões da articulação temporomandibular (ATM) é algo extremamente interessante para facilitar essa mecânica articular da boca. Veja como realizar a massagem de liberação da ATM no Capítulo 17, "Integrando pescoço e cabeça", p. 237.

Depois da boca, o alimento segue pela faringe, passa pelo esôfago, para finalmente chegar ao estômago, cujo formato se assemelha a um saco, com dobras em suas paredes chamadas rugas, o que lhe permite ficar muito maior que seu tamanho original, conforme a necessidade, para permitir que a digestão seja elaborada de forma gradual. Suas paredes também liberam suco gástrico para a digestão das proteínas.

Impulsionado pelo peristaltismo do estômago, o alimento é encaminhado para o intestino delgado. Desde a entrada nesse órgão, são gastas em média oito horas para que as moléculas constitutivas dos alimentos ingeridos sofram quebras que permitam sua passagem pelas paredes do intestino, e entrem na corrente sanguínea. Para ajudar nesse processo, também contam com a participação de alguns sucos digestivos, originados pelas paredes do intestino ou produzidos pelo fígado e pelo pâncreas.

A parte do bolo alimentar que não pôde ser degradada segue intacta para o intestino grosso. É o caso das fibras vegetais, cascas e sementes. O que sobra do bolo alimentar adquire uma consistência cada vez mais sólida (as fezes), porque as paredes do intestino grosso absorvem água. As fezes serão, posteriormente, expelidas pelo ânus.

Como vemos, para o trato digestivo, o movimento do bolo alimentar é algo muito importante. Há dois tipos de movimentos que acontecem nesse percurso do alimento: o peristaltismo e o de mistura do bolo alimentar. No peristaltismo, ocorre a propulsão do bolo alimentar em forma de onda. Anéis se fecham e se abrem e o bolo alimentar se move. O movimento de mistura ocorre de forma distinta nos diferentes órgãos, e isso ocorre como particularidade desse metabolismo.

No entanto, essa mobilidade gastrointestinal pode ser prejudicada por uma série de intercorrências originadas por: espasmos, alimentos pobres em fibras, traumatismo, aderência nas paredes intestinais, infecções, inflamações, pouco consumo de líquidos e até mesmo por uma postura incorreta. Quase sempre o estresse está envolvido nessas situações de alteração do aparelho digestório.

Saber utilizar as práticas deste capítulo será de grande ajuda aos indivíduos das cidades e da vida moderna, que sofrem vulnerabilidades oriundas do estresse. As paredes do trato digestivo são locais bastante inervados por uma vasta rede de nervos, que se inicia no esôfago e termina no ânus. As polarizações nervosas oriundas desse sistema nervoso são necessárias para as secreções, para o estímulo das ondas peristálticas e para a mistura do bolo alimentar. Tudo isso é regulado pelos sistemas nervosos parassimpático e simpático. O sistema parassimpático, por meio do nervo vago, é quem promove tanto as secreções quanto os movimentos do trato gastrointestinal. Já o sistema simpático, trabalhará para inibir tudo isso e desviar a circulação sanguínea do aparelho digestório para o músculo esquelético. Com menos sangue na musculatura lisa do aparelho digestório, mais difícil será a digestão. O estresse, então, nada mais é que uma resposta simpática e de defesa, que neutraliza as funções digestivas. As técnicas de massagem a seguir ajudam no restabelecimento desses dois tipos de movimentos, o peristáltico e o de mistura.

12.1. Massagem para facilitar o peristaltismo do intestino

Figura 12.1 – Massagem para facilitar o peristaltismo do intestino

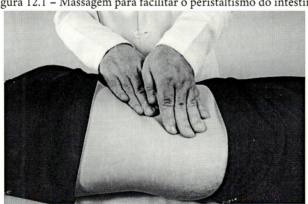

Fonte: L. C. Garves (2023)

Essa massagem é realizada no sentido do bolo alimentar, com as mãos apoiadas no abdômen e os punhos soltos. Os movimentos das mãos devem ser no sentido horário, iniciando-se pelo centro do abdômen, próximo ao umbigo, com círculos menores, e abrindo para a periferia, descrevendo círculos mais amplos com as mãos, até atingir, por último, o intestino grosso (ver Figura 12.1). A pressão, inicialmente, é mais superficial e deve ser progressivamente aprofundada, respeitando o limite de dor e desconforto do paciente. É natural que se encontrem alguns pontos de tensão nessa área. Ao localizá-los, trabalhe mais levemente nessas áreas, sem perder o foco com os movimentos circulares.

Essa massagem é também indicada para os casos de prisão de ventre, em que o fluxo do bolo alimentar é retardado.

12.2. Massagem circular para estimular o movimento da linfa e o desempenho dos gânglios linfáticos

Pelo fato de o abdômen ter uma grande concentração de gânglios linfáticos, a última massagem descrita pode ser realizada com uma pressão reduzida sobre o abdômen, com o intuito de melhorar o desempenho dos gânglios e para movimentar a linfa. Entre as funções dos gânglios linfáticos, destacamos a sua importância na defesa do organismo com a sensibilização dos linfócitos T e B. Segundo Povoa[43], nada menos que 80% de nosso potencial de imunidade se concentra na mucosa dos intestinos.

Como na técnica anterior, mantenha as mãos apoiadas sobre o abdômen e as deslize em movimentos circulares, sem provocar muita pressão no abdômen do paciente. Você pode mover as mãos tanto no sentido horário quanto no sentido anti-horário.

12.3. Massagem para frear o fluxo peristáltico

Quando o ritmo das contrações do tubo digestório está acelerado, com o movimento do bolo alimentar mais rápido, dizemos que o indivíduo está com diarreia. Isso ocorre, por exemplo, quando se ingerem alimentos estragados ou por algum tipo de intolerância alimentar. Pode acontecer também por abalo emocional, quando entram em cena os hormônios do sistema nervoso simpático e os bloqueios do sistema nervoso parassimpático.

---

[43] PÓVOA, H. *O cérebro desconhecido*. São Paulo: Objetiva, 2002.

Essa massagem também é realizada com a participação de ambas as mãos bem apoiadas sobre o abdômen. O movimento, entretanto, será no sentido anti-horário. A pressão das mãos sobre o abdômen não deve provocar desconforto à pessoa que recebe a massagem.

12.4. Massagem para estimular a mistura do bolo alimentar

Figuras 12.2a e 12.2b – Massagem para estimular a mistura do bolo alimentar

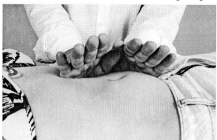 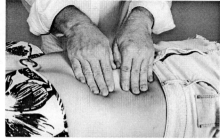

Fonte: L. C. Garves (2023)

Essa massagem é realizada com o intuito de estimular os movimentos que proporcionam a quebra das moléculas alimentares no interior do estômago e do intestino, favorecendo assim o trabalho da musculatura lisa (involuntária). O trabalho que é realizado pela musculatura lisa ocorre por pequenas e constantes despolarizações oriundas do sistema endotélio, o que o deixa bastante vulnerável aos diversos estímulos químicos e mecânicos. E é nesse sentido que essa massagem deve ser realizada: visando a um estímulo mecânico que favoreça a mistura do bolo alimentar. Primeiramente, apoie os punhos das mãos sobre o abdômen, depois as mãos e por último os dedos, num movimento rítmico e repetitivo (ver Figuras 12.2a e 12.2b).

12.5. Massagem para relaxar os espasmos viscerais

Espasmos viscerais (contração involuntária e prolongada nas vísceras) são sinal de tensão acumulada, que resultará em má digestão ou digestão retardada. Essa situação pode implicar outros problemas ao organismo, como: obesidade, acúmulo de substâncias tóxicas, insônia, acidez, úlceras, diverticulite, colite, soluço, câncer de cólon, constipação, diarreia, dor em decorrência de concentração de gases, além de prejudicar a pele e a respiração.

Todas as massagens apresentadas até aqui ajudam a reduzir a tensão no aparelho digestório. A técnica demonstrada a seguir aprofunda o relaxamento e beneficia a circulação sanguínea na área digestiva.

Figura 12.3 – Massagem para relaxar os espasmos viscerais

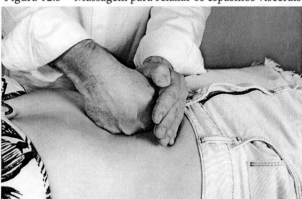

Fonte: L. C. Garves (2023)

Espalhe creme ou óleo sobre o abdômen do paciente. Mantenha uma das mãos em concha e, por dentro dessa, a outra, fechada. Aplique movimentos circulares com o punho da mão fechada, aprofundando a pressão do toque sobre o abdômen, gradativamente, de acordo com o que o paciente consegue suportar. O toque é realizado por meio da periferia das primeiras falanges dos dedos (dobrados) (ver Figura 12.3).

Após um tempo na técnica mencionada, mantenha os punhos de ambas as mãos sobre o abdômen e continue realizando movimentos circulares, tocando com as laterais dos dedos (mãos fechadas). Alterne entre massagem mais superficial e a de toques mais profundos.

12.6. Massagem para o fígado

O fígado é um dos principais órgãos acessórios do sistema digestório, colaborando para a digestão com a produção da bile, importante suco digestivo. Entre suas inúmeras funções, o fígado é um excelente desintoxicante do organismo e é local de armazenamento de substâncias vitais. Está localizado abaixo do diafragma e à direita do estômago. Essa massagem tem o intuito de ajudar a normalizar suas funções.

Procedimento: submerja uma pequena toalha em uma bacia com água morna por uns três minutos. Torça o excesso de água e coloque a toalha sobre o abdômen do paciente, exatamente sobre a região equivalente à superfície do fígado.

Figura 12.4 – Massagem para o fígado

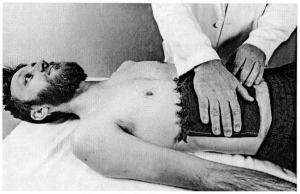

Fonte: L. C. Garves (2023)

Mantenha essa toalha nesse local por uns dois minutos. Substitua a toalha morna por suas mãos e realize uma massagem de vibração por uns três minutos. As mãos devem aplicar uma pressão suave, e todo o movimento deve originar-se a partir dos punhos. Alterne esse toque com a colocação de toalha morna por pelo menos umas dez vezes. A recomendação é de que a massagem de vibração seja feita com óleo sobre a pele, pois favorece o aquecimento local (ver Figura 12.4).

12.7. Massagem para liberar tensões da fáscia visceral

Também conhecida como fáscia subserosa, a fáscia visceral é composta de tecido conjuntivo fibroso, cuja função é envolver os órgãos internos, moldando-os por essa camada adicional. A fáscia pode perder sua capacidade de flexibilidade em decorrência de inflamações, traumas, cicatrizações e infecções, formando nelas alguns pontos de tensão.

Como as fáscias de um órgão se interconectam com a de outros, pode ser que problemas relativos a enrijecimento da fáscia de um órgão específico comprometa não apenas o próprio órgão, mas também partes de outros órgãos do organismo. Nesses casos, uma massagem suave com os dedos soltos, numa *postura de curiosidade* pode ser feita para localizar pontos de tensão nessa área. Estar com os dedos em postura de curiosidade significa que, além de estarem massageando, procuram localizar as tensões no local massageado.

Mais uma vez vale lembrar que o estresse pode ser o grande vilão dessas tensões e da contração das fáscias, imobilizando todo esse sistema. A massagem específica que ora apresentamos tem o intuito de não apenas aliviar o local, mas também proporcionar para o paciente uma sensação de excelente estado de relaxamento, ativando assim o sistema nervoso parassimpático, diminuindo o estresse e normalizando as funções digestivas.

Essa massagem, no entanto, só deve ser realizada após os procedimentos anteriores descritos neste capítulo.

Figura 12.5 – Massagem para liberar as tensões nas fáscias viscerais

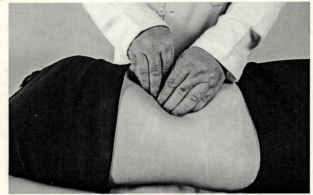

Fonte: L. C. Garves (2023)

Mantenha os dedos soltos e flexíveis. Com bastante creme ou óleo sobre a superfície abdominal, aprofunde os dedos exercendo pressão sobre a pele, com o intuito de localizar as tensões sobre as vísceras (ver Figura 12.5), que são perceptíveis com o tato. Procure seguir o caminho dos intestinos, mantendo os dedos na sua superfície. Vá aprofundando o toque à medida que sinta maciez e facilidade de penetração nas camadas mais abaixo. Ao localizar um ponto de tensão, mantenha seus dedos ali até dissolver o ponto de tensão. Todo o comando da pressão deve vir da mobilidade dos punhos, que deverão estar bem flexíveis.

12.8. Uma última palavra sobre o aparelho digestório

Estudos mostram que a massagem abdominal diminui a constipação, a sensação de esvaziamento incompleto e a severidade do esforço e dor anal, além de aumentar o número de defecações, proporcionando qualidade de vida[44]. Além disso, a mobilização de tecidos moles, por meio da massagem abdominal, tem um resultado positivo quando aplicado na aderência abdominal cirúrgica, reduzindo a dor e melhorando a função e a mobilidade do aparelho digestório[45].

Pesquisas recentes têm mostrado que o intestino mantém características de um verdadeiro "cérebro", cujas vantagens, acredito, ainda não foram totalmente reveladas. São mais de 100 milhões de células nervosas encontradas nessa área, a mesma quantidade existente na medula espinhal[46]. Devido à sua importância clínica e fisiológica, com essas novas descobertas, o SNA (Sistema Nervoso Autônomo), que antes continha apenas duas subdivisões, passou a contar com uma terceira, o Sistema Nervoso Entérico (SNE) [47].

Segundo Povoa[48], a serotonina, importante neurotransmissor que regula o humor e que tem grande importância para o tratamento da depressão, está inteiramente relacionado com a digestão e a absorção, pois sua secreção depende de alguns minerais, especialmente o zinco, que são absorvidos pelo intestino. Além da serotonina, outro importante neurotransmissor, a acetilcolina, também é liberado pelo sistema gastrointestinal.

Assim, se o seu paciente está sofrendo de estresse, talvez você deva trabalhar com as manobras e massagens deste capítulo. Devemos compreender que a boa natureza do sistema digestório depende do seu movimento e de suas pausas, exatamente como ocorre no peristaltismo. Um toque bem apropriado é capaz de proporcionar isso para a manutenção desse sistema.

Meir Schneider recomenda a realização de exercícios para os esfíncteres. Esses exercícios se encontram em seu livro *Manual de autocura*, volume 1[49]. Praticá-los pode ser um excelente complemento às massagens,

---

[44] YILDIRIM, D.; CAN, G.; TALU, G. K. The efficacy of abdominal massage in managing opioid-induced constipation. *Eur. J. Oncol. Nurs.*, [s. l.], v. 41, p. 110-119, 2019.

[45] WASSERMAN, J. B. *et al.* Effect of soft tissue mobilization techniques on adhesion-related pain and function in the abdomen: a systematic review. *J. Bodywork Mov. Ther.*, [s. l.], v. 23, n. 2, p. 262-269, 2019.

[46] GERSHON, M. D. *O segundo cérebro*. Rio de Janeiro: Campus, 2000.

[47] Antes, a classificação do SNA se dava entre Sistema Nervoso Simpático e Sistema Nervoso Parassimpático. Em ambos os casos, atuavam como liberadores de hormônios adrenérgicos ou colinérgicos.

[48] PÓVOA, 2002.

[49] SCHNEIDER, 1998.

para lidar com a reorganização desse sistema e minimizar os efeitos nocivos do estresse.

Assim, as massagens na área abdominal auxiliam:

- no relaxamento dos espasmos musculares;
- no aumento da circulação local;
- na melhora da respiração;
- na ativação do Sistema Nervoso Parassimpático;
- na regulação e facilitação da digestão;
- na redução do estresse;
- na liberação de eventuais emoções contidas.

PARTE IV

O corpo do paciente

Após ter estudado os componentes teciduais do corpo, bem como a aplicabilidade dos toques terapêuticos, e antes mesmo de ver como empregá-las nas diferentes terapias, faremos a seguir algumas considerações acerca do corpo que auxiliarão e darão clareza ao terapeuta corporal na elaboração do programa terapêutico e educativo de seu paciente.

Devemos compreender que o corpo sofre alterações estruturais, de acordo com a sua postura, com os traumas, por qualquer influência do meio e principalmente quando está desempenhando suas atividades da vida diária. Assim, cada indivíduo é único na sua constituição, o que nos instiga a não apresentar receitas de como proceder com os toques terapêuticos, mas sim dar ideia de como a pessoa é moldada na sua estrutura, tanto parada quanto em movimento.

Além das considerações de corpo parado e em movimento, apresentaremos algumas dicas que auxiliarão o terapeuta de corpo ainda não familiarizado com a anatomia de superfície e palpatória a reconhecer alguns pontos importantes no organismo do indivíduo, principalmente alguns dos grandes músculos, onde normalmente se encontram grandes tensões. Saber localizá-los torna-se um fator importante ao terapeuta corporal.

13

O CORPO PARADO

A primeira regra da estática diz respeito exatamente à lei das compensações, ou seja: "Para que nosso corpo permaneça em condições de equilíbrio, todo o desequilíbrio deverá ser compensado por um desequilíbrio inverso"[50]. Adaptando esse conceito para a prática do trabalho corporal, devemos entender que, para um indivíduo ficar em pé, parado, um conjunto de forças mecânicas é acionado: o corpo busca a todo instante o equilíbrio de suas forças mecânicas e musculares para garantir sua estabilidade, modificando e ajustando o seu centro gravitacional. Devemos lembrar ainda que o centro de gravidade de um corpo é o resultado de todos os centros gravitacionais dos seus segmentos (braços, pernas, cabeça etc.), e que existem diferentes centros de gravidade dependendo das posições assumidas corporalmente. Quando o centro gravitacional está "fora do seu lugar", podemos observar desequilíbrios no corpo, como tensões em algumas partes e baixa tonicidade muscular em outras.

O funcionamento dessas forças deve ser entendido, pois o organismo humano atua como um sistema que integra suas partes. O que acontece numa parte reverbera em outra. No contexto das contrações musculares que visam a todo instante ajustar o equilíbrio gravitacional — somando-se a isso a falta de atenção que normalmente damos ao corpo e aos nossos movimentos —, estamos sujeitos a tensões e desequilíbrio tônico em diversos pontos do organismo. Essas tensões, com o passar do tempo, comporão e moldarão a estrutura física de um indivíduo, fazendo com que o somatório de más condições posturais seja o motivo de diversas complicações como artroses, artrites, dores crônicas, má respiração etc. Por isso temos como premissa do trabalho corporal, que ensina exercícios e aplica toque terapêutico, o ajuste tônico por meio do isolamento muscular, do desbloqueio das tensões e do ganho de mobilidade sem compensações, em todas as partes do corpo, com o intuito de reparar os condicionamentos posturais nocivos. Deve-se focalizar a atenção onde há fraqueza e onde há tensão, para que se possa, com o toque terapêutico, dissolver as tensões e proporcionar vitalidade nas partes mais debilitadas do corpo.

---

[50] BIENFAIT, M. *As bases da fisiologia da terapia manual*. São Paulo: Summus, 2000. p. 170.

Exercício de isolamento muscular

Para um indivíduo em pé, ereto, que mantém mais ou menos estabilizado seu tônus e seus segmentos corporais, o centro de gravidade está localizado nas proximidades da terceira vértebra lombar. Essa região, como toda cintura pélvica, sofrerá as repercussões de sua base, ou seja, do apoio dos pés no chão. Um desequilíbrio dos pés repercutirá não apenas na cintura pélvica como também nos tornozelos e joelhos. Essa visão da estrutura corporal é essencial ao terapeuta, e o ajudará a aperfeiçoar sua estratégia de terapia baseada em toques terapêuticos.

Os exercícios de contrarresistência dos artelhos possibilitam o isolamento dos músculos do pé para dar melhor funcionamento para eles na ação em conjunto.

Figura 13.1 – Exercício de contrarresistência dos artelhos

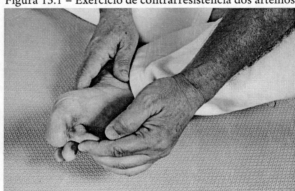

Fonte: L. C. Garves (2023)

Com o paciente sentado ou deitado, peça a ele para mover os artelhos individualmente, na direção contrária ao movimento que você aplica em cada artelho em separado. Mova-os para as quatro direções (ver Figura 13.1). Peça ao paciente para mover o pé em movimento circular, antes e depois desses exercícios, para que possa perceber como fica mais fácil mover o pé com os músculos trabalhados individualmente.

Com relação às forças gravitacionais que geram instabilidade, apresentamos a seguir (ver Figura 13.2) uma imagem de corpo parado, visto em seus três principais segmentos, de acordo com Bienfait.[51]

---
[51] BIENFAIT, 2000.

Figura 13.2 – Corpo parado e seus três principais segmentos

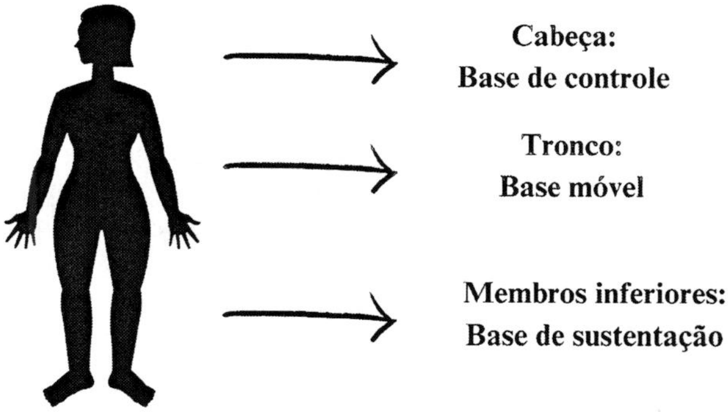

Cabeça:
Base de controle

Tronco:
Base móvel

Membros inferiores:
Base de sustentação

Fonte: banco de imagens do Canvas, retrabalhada pelo autor (2023)

13.1. Base de sustentação

Esse segmento é o que dá sustentação gravitacional ao resto do corpo. A estabilidade harmônica do corpo, sustentado pelos membros inferiores, ocorre com o apoio dos pés no chão. Como todos os músculos estão interconectados, uma instabilidade nos pés gera uma sequência de desconfortos e estresse em diversas outras estruturas. Dando importância a esse princípio, Meir Schneider costuma enfatizar exercícios que ajudam a fortalecer os pés, principalmente em pessoas com problemas na coluna vertebral.

A base dos pés é composta por estruturas rígidas (fáscias[52]) e elásticas (músculos). Assim, com um excesso de estresse na planta dos pés, a fáscia estará sujeita a estiramentos. A massagem plantar tradicional, autoadministrada ou sensorial por meio de bolinhas de tênis, promove uma melhoria postural por estimulação dos receptores do tecido cutâneo plantar[53]. Além disso, promove liberação do hormônio ocitocina que atua em regiões do cérebro envolvidas na cognição e recompensa sociais[54].

---

[52] Ver sobre fáscia no Capítulo 7.

[53] WIKSTROM, E. A. *et al.* Comparative effectiveness of plantar-massage techniques on postural control in those with chronic ankle instability. *J. Athletic Training*, [s. l.], v. 52, n. 7, p. 629-635, 2017.

[54] LI, H. *et al.* Foot massage evokes oxytocin release and activation of orbitofrontal cortex and superior temporal sulcus. *Psychoneuroendocrinol.*, [s. l.], v. 101, p. 193-203, 2019b.

Com o intuito de potencializar a alavanca dos pés, o terapeuta deverá massageá-los para liberar a rigidez, e prescrever exercícios para fortalecer os músculos plantares.

Figura 13.3 – Automassagem no pé com bola de tênis

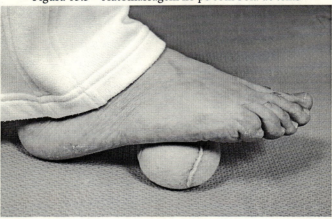

Fonte: L. C. Garves (2023)

Exercícios para relaxar a sola dos pés

Fique em pé e descalço. Pise um dos pés sobre uma bolinha de tênis. Procure depositar o peso do corpo sobre essa bola, massageando toda a superfície da sola do pé (ver Figura 13.3). Faça o mesmo com o outro pé. Com os dois pés relaxados, procure, agora, andar de forma que os artelhos puxem os pés, arrastando-os, sem tirá-los do chão.

13.2. Base móvel

É nesse segmento, o tronco, que o corpo sofrerá mais compensações vindas das instabilidades da cabeça e dos membros inferiores. Essas instabilidades provocarão distúrbios nessa região, gerando estresse principalmente na coluna vertebral. O centro gravitacional do tronco está localizado na quarta vértebra torácica, e é nesse ponto (entre as escápulas) que se concentram as queixas de desconforto e dores por parte da maioria de nossos pacientes, como resultado de compensações dos outros segmentos corporais (membros inferiores e cabeça). Quando há instabilidade nos músculos que dão sustentação à coluna vertebral, suas vértebras acabam sendo sustentadas por seus ligamentos, gerando estresse, fadiga e até lesões nessas áreas.

Figuras 13.4a e 13.4b – Exercício do arco-espinhal

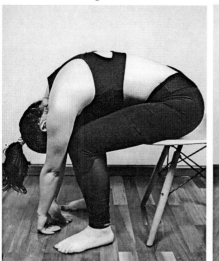
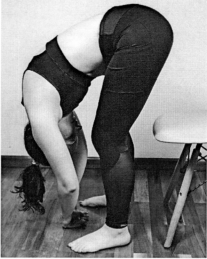

Fonte: L. C. Garves (2023)

Exercício do arco-espinhal

Sentado numa cadeira, movimente a sua coluna dobrando-a para frente, iniciando com o movimento da cabeça (ver Figura 13.4a). Sinta o dobrar de cada vértebra da coluna, de cima para baixo. Mantenha os braços ao longo do corpo. Quando atingir o seu limite, levante da cadeira com o tronco flexionado (ver Figura 13.4b) e faça o movimento inverso, desenrolando a coluna, com a ideia de estar empilhando uma vértebra sobre a outra, de baixo para cima. Faça esse movimento lentamente e no ritmo da respiração.

13.3. Base de controle

A maioria dos movimentos corporais conscientes tem tanto a sua origem como o comando para parar o movimento na cabeça. Para andar, por exemplo, primeiro movemos a cabeça e só depois movemos as pernas. É também a partir da cabeça que são gerados os comandos para parar o movimento consciente. Isso se deve ao mecanismo fisiológico da visão foveal[55] que dá esse "*start*".

Segundo Bienfait, são várias as funções vitais que exigem uma boa postura da cabeça: "[...] fonação e a adequada abertura das vias respiratórias superiores; flutuação do líquido encefaloraquidiano; circulação craniana; equilíbrio ocular; equilíbrio das sístoles e diástoles dos hemisférios cerebrais; percepções auditivas; movimentos mandibulares; etc."[56]

É também pela posição da cabeça que se ativam os músculos tônicos responsáveis por manter o equilíbrio gravitacional do corpo. Esse comando é oriundo do labirinto membranoso. Trata-se de um sistema integrado entre um receptor sensitivo, presente no ouvido interno, e um centro nervoso do cérebro, gerando resposta do nervo vago, que ativa os músculos gravitacionais. Conforme veremos mais adiante, os músculos esqueléticos podem ser classificados em fásicos (ou dinâmicos), responsáveis pelos movimentos corporais voluntários, e tônicos (ou estáticos), com função quase involuntária, por estar sob influência do movimento da cabeça, que, ao captar qualquer desequilíbrio, aciona essa musculatura para proporcionar ajuste gravitacional ao corpo. Assim, na posição parada, a cabeça controla e rearmoniza o conjunto do corpo. Idealmente, essa harmonia do conjunto é estabelecida quando a cabeça se encontra alinhada com o prolongamento do pescoço e o olhar está voltado para o horizonte.

Meir Schneider costuma incluir no seu programa terapêutico exercícios para os olhos que, além de possibilitarem maior acuidade visual, reduzem o estresse da musculatura da cabeça e do pescoço, e melhoram a mobilidade e o equilíbrio tônico da musculatura extrínseca da visão. São vários os exercícios que ele utiliza para a saúde dos olhos, como o equilíbrio visual entre os dois olhos, a mobilidade do cristalino, o descanso dos olhos, entre outros. Para se trabalhar com eficácia a acuidade visual, por exemplo, faz-se necessário um ajuste e um equilíbrio tônico principalmente dos músculos e tecidos da cabeça. Schneider ressalta que corpo e visão devem ser trabalhados em conjunto[57].

---

[55] Temos dois tipos de visão: uma retiniana, panorâmica, mais vaga e sem precisão e um tanto inconsciente. Outra, denominada de visão foveal, relacionada com a fóvea, precisa e mais consciente. A fóvea é uma invaginação presente quase no centro da retina, e faz conexão com o nervo óptico, que por sua vez transmite as excitações visuais para o córtex visual. Com base na visão foveal, os giros visuais — presentes no córtex cerebral — emitirão comandos neurais para a cabeça e o pescoço se moverem, tanto com o intuito de manter a verticalidade da cabeça, como para focalizar o movimento e também para dar origem a outros movimentos corporais.

[56] BIENFAIT, 2002, p. 172.

[57] SCHNEIDER, M. *Saúde visual por toda a vida*. São Paulo: Cultrix, 2012.

Exercício: abrindo espaços na cervical

Figura 13.5 – Ampliando espaços entre as vértebras da cervical

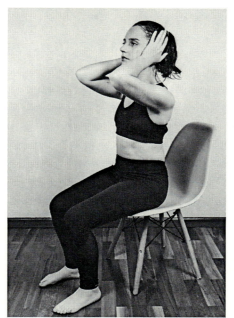

Fonte: L. C. Garves (2023)

Sentado, segure a cabeça pelo lado, ou pelos cabelos. Inspire e, ao expirar, puxe a cabeça para cima, percebendo o ganho de espaço articular que se tem nas vértebras da coluna cervical (ver Figura 13.5). Esse é um excelente exercício para manter a estabilidade da cabeça e do pescoço e para manter a cabeça mais na posição horizontal.

13.4. O que considerar na observação do paciente com o corpo parado

O olhar clínico do terapeuta deve ser criterioso, objetivo e adequado a cada sessão e a cada indivíduo. A avaliação postural pode ajudá-lo a identificar o que pode estar errado na postura estática do paciente, a fim de que se possa estabelecer objetivos convenientes para equilibrar todo um sistema neuromusculoesquelético.

Nem toda queixa vinda do paciente será suficiente para a montagem de um programa de massagens. Existe grande possibilidade de que o estado postural inadequado do paciente, devido a hábitos posturais nocivos, tenha se cristalizado, mantendo-o numa condição de "enrijecimento" seguido de "congelamento", caracterizado pela redução das percepções e sensações corporais. Esse estado, que podemos chamar de "abandono corporal", impossibilita ao paciente a clareza necessária do que está acontecendo em seu corpo. Nessa perspectiva, o toque terapêutico é uma ferramenta eficaz de intervenção que possibilita o relaxamento das estruturas rígidas ou congeladas, o fortalecimento dos músculos e a dissolução dos excessos de tecido conjuntivo, facilitando alongamentos e preparando o indivíduo para o programa de exercícios. Ou seja, favorece o resgate de seu "corpo abandonado".

Vale ressaltar que os aspectos morfológicos de um corpo se constroem e se alteram a todo instante, de acordo com os estímulos que ele recebe e, principalmente, dos que não recebe. Assim, os exames posturais devem ser feitos com frequência, pois não se conseguem alterações posturais em uma única sessão de toque terapêutico. Lembre-se que, após anos de convivência com determinada postura, o paciente pode considerar natural, mesmo que inconscientemente, sua eventual condição de não alinhamento e, por mais eficiente que você seja, os padrões preestabelecidos dificultam as melhoras propostas pelo programa de massagens.

Nesse contexto, muitos pacientes apenas se dão conta do seu verdadeiro estado quando o corpo, que já padeceu de algum desequilíbrio, proporciona desconforto, grave ou moderado; ou quando você, terapeuta, com suas mãos bem treinadas, possibilita, por meio do seu toque, novas sensações agradáveis a esse mesmo corpo que carrega em sua memória dor e desconforto, facilitando de forma natural, gradativa e confortável o realinhamento dos tecidos corporais.

Seguramente seu paciente também se beneficiará com as orientações de exercícios corporais que o ajudarão a progredir no programa terapêutico traçado. Aqui, vale relembrar que o Método Meir Schneider – Self-Healing® é muito mais do que uma técnica de toque terapêutico.

Consulte a p. 220, no Capítulo 16, "Considerações sobre a anamnese e planejamento das sessões terapêuticas", para seguir o roteiro de uma observação do corpo parado.

14

CORPO EM MOVIMENTO

Antes de abordar o *corpo em movimento*, faça uma reflexão sobre a importância de trabalhar com seu paciente a *percepção e a qualidade* com que ele se movimenta. Com que condição ele levanta o braço e a perna? Com que leveza e força? Com que velocidade? Que percepção ele tem de si e do seu corpo enquanto se move? Quais os aspectos que facilitam e quais os que dificultam sua mobilidade?

Essas perguntas, quando presentes no dia a dia do paciente, permitem que ele esteja mais atento ao próprio corpo. Esse aporte adicional de atenção certamente ajuda o terapeuta a desenvolver com muito mais eficácia os procedimentos terapêuticos. Essa postura confere ao paciente o *status* de agente, e não simplesmente de paciente, no processo de resgate ou de manutenção de sua saúde. É essa consciência cinestésica, ou consciência da qualidade do movimento, a principal tarefa ou desafio que o terapeuta educador no Método Meir Schneider – Self-Healing® deve empreender junto ao seu paciente.

Carol Gallup estende um pouco mais essa ideia na sua dissertação de mestrado em Psicologia, defendida na San Francisco State University, em que afirma que dessa forma o paciente também desenvolverá a intuição para proceder da melhor maneira para o resgate de sua cura[58]. Explica que o aspecto educacional que faz parte dessa metodologia inclui: prestar atenção às impressões produzidas no corpo (principalmente quando esse se move), criar imagens motoras (visualização de movimentos detalhados) e outras habilidades de autocuidado.

Atividades realizadas por este autor com o intuito de promover o ganho de vitalidade e bem-estar físico, emocional e mental por meio dessas práticas tiveram a sua eficácia comprovada em trabalho realizado em comunidade do interior do Paraguai[59]. Assim, o autocuidado

---

[58] GALLUP, 1997.

[59] GARVES, W. C. *et al.* Promoção da saúde na gestão de pessoas: experiência no contexto da gestão pública. *Revista Interdisciplinar de Promoção da Saúde*, Santa Cruz do Sul, v. 1, n. 2, p. 112-118, 2018.

acompanhado da consciência do movimento proporciona, além de um físico orgânico saudável, equilíbrio tanto nas emoções quanto nas elaborações mentais.

Alternar a aplicação de toques terapêuticos com movimentos (tanto ativos quanto passivos) faz com que o paciente tenha uma melhor compreensão dos efeitos que a massagem proporciona na produção global dos movimentos que realiza. Ele também notará que as mudanças teciduais conseguidas com a massagem proporcionam melhorias que se estendem para além da região massageada, maximizando o potencial do seu metabolismo, pois a aplicação local do toque terapêutico reverbera em outras partes do corpo do paciente.

O terapeuta que analisa com perspicácia o movimento do seu paciente saberá identificar ou ao menos terá as pistas necessárias para trabalhar nas estruturas corporais com maior eficácia, tonificando e relaxando os tecidos e as células por meio do toque terapêutico.

Como é então que o corpo se move? Qual o grau de consciência do movimento? Como se dá a transição de pessoa paciente para pessoa agente do seu processo de cura?

14.1. Movimento passivo e ativo

Os movimentos corporais podem ser realizados tanto de modo ativo — a pessoa realiza o movimento — como passivo — alguma força externa faz o movimento para a pessoa. Por exemplo, quando o terapeuta manipula alguma parte do corpo do paciente, os movimentos são considerados passivos.

O movimento passivo ocorre sem que haja contração muscular. No entanto, ocorrem tensões nas estruturas não contráteis, como as fáscias e os ligamentos. Nesse caso, sempre haverá uma força externa provocando essas alterações. Liberar as fáscias e os ligamentos pode ser um recurso muito útil quando o intuito é o ganho de mobilidade em algum membro ou parte do corpo do paciente, sendo um importante aliado do processo terapêutico como um todo, assim como pode possibilitar um melhor aproveitamento local com as massagens, pois com as fáscias e os ligamentos mais soltos a musculatura estará mais livre para relaxar com os toques terapêuticos.

Veja no Capítulo 8, "Tecidos de suporte", manobras passivas realizadas com o paciente. p. 93.

O movimento ativo é o resultado da força interna que gera as contrações nos músculos. Essas contrações musculares são classificadas como isométricas e isotônicas. As isotônicas recebem outra subdivisão, as concêntricas ou excêntricas.

As isométricas ocorrem quando a contração muscular desenvolvida não provoca alterações nos ângulos articulares. São também chamadas de contrações estáticas ou de sustentação, tendo em vista que, geralmente, são usadas para manter a postura ereta. Há um grande dispêndio de energia quando o indivíduo fica por tempo prolongado numa mesma postura (em contração isométrica).

Muitas vezes observamos em nossos pacientes posturas corporais desnecessariamente contraídas. É comum, por exemplo, que pessoas com algum déficit de marcha, por fraquezas nos membros inferiores, mantenham seus ombros contraídos. Nesses casos consideramos sempre importante apontar para eles esse mau hábito e, durante a sessão terapêutica, devemos procurar liberar bastante essas articulações com as massagens. Ombros contraídos também são observados em pacientes que dirigem carros sob tensão, ou podem surgir em pacientes que digitam no computador. Normalmente uma tensão emocional provoca uma contração estática (isométrica). E isso acontece tanto quando se está dirigindo, como digitando num computador. Ainda fazendo referência a essa contração, ao levar o braço em direção ao volante do carro, a escápula naturalmente se fixa ao tronco para dar estabilidade ao movimento. Entretanto, sob tensão, tendemos a permanecer nesse estado de contração estática. Devemos aprender a relaxar tais músculos contraídos isometricamente (estabilizadores da escápula), após a realização do movimento. Mais uma vez lembramos aqui a observação sobre o corpo *abandonado*, distante daquilo que se está fazendo. E vale lembrar ainda que trabalhamos para que os pacientes, sobretudo aqueles que apresentam saúde debilitada, apropriem-se do conceito de *economia de energia*.

Exercício: andar girando os ombros

Ande na sala de sua casa girando os ombros, ora no sentido horário, ora no sentido anti-horário. Suas mãos devem estar apoiadas ou no tronco ou nas coxas, para que os braços tenham pouco movimento (ver Figura 14.1). O movimento maior deve estar nos ombros. Excelente exercício para os pacientes com fraqueza nos membros inferiores, como os nas condições relatadas anteriormente.

Figura 14.1 – Andar girando os ombros

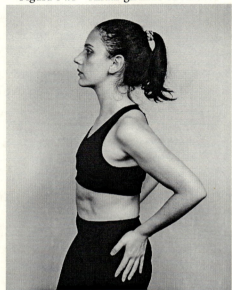

Fonte: L. C. Garves (2013)

As contrações isotônicas são também denominadas de dinâmicas, pois com elas ocorrem variação nos ângulos articulares. São subdivididas em concêntricas e excêntricas, dependendo da ocorrência de encurtamento ou alongamento dos músculos.

Desse modo, na contração concêntrica (ou dinâmica positiva) o músculo se encurta e traciona outra estrutura, como um tendão, reduzindo o ângulo de uma articulação. Ocorre encurtamento da fibra muscular e a origem e a inserção do músculo se aproximam.

Na contração excêntrica, por sua vez, há aumento do comprimento total do músculo, ou seja, durante essa contração a fibra muscular se alonga. Nesse caso, a estrutura muscular também é utilizada para frear um movimento, favorecendo um melhor amortecimento do impacto a que o corpo está sujeito, ao praticar suas ações, como ao andar ou durante a pausa em uma das passadas das pernas.

A compreensão do tipo de contração que está ocorrendo no corpo serve para entender como o músculo utiliza a sua força mecânica. O que leva o músculo a contrair, alongar ou ficar no mesmo tamanho dependerá do seu posicionamento diante da resistência que terá de vencer. Assim, temos:

- quando a força muscular for maior que a resistência, o resultado será uma contração concêntrica;

- quando a força muscular for menor que a resistência, o resultado será uma contração excêntrica;

- e quando a força e a resistência estiverem em equilíbrio, o resultado será uma contração isométrica.

14.2. Fluidez nos movimentos

Dificilmente um músculo trabalhará sozinho para realizar suas ações, pois isso poderia produzir um movimento não funcional ao que se deseja. Para proporcionar amplas e variadas formas de movimento, ora eles atuam com um mesmo fim, ora com fins opostos, agindo no sentido de desfazer a ação de outro músculo. Assim, independentemente da função individual dos músculos, eles quase sempre precisam trabalhar em conjunto.

Entender quais são os músculos que trabalham em conjunto na realização de uma mesma ação, e quais atuam em oposição, ajudará no desenvolvimento da programação da sessão com os pacientes. Temos os músculos agonistas (ou motor primário), os antagonistas, os sinergistas e os fixadores.

Quando se inicia uma ação, os agonistas são os músculos principais que atuam para sua consecução. Para cada músculo agonista, existe um antagonista, que se posicionará de duas maneiras: contrapondo-se ao movimento ou relaxando para facilitar o movimento do músculo agonista. Nesse caso, deve-se verificar se o antagonista não está sendo o principal fator impeditivo para determinada ação muscular. Lembre-se disso quando estiver trabalhando com seus pacientes, pois ao massagear esses músculos, estará também beneficiando a ação do músculo agonista. Esse é um fator amplamente lembrado pelos profissionais que se utilizam da massagem esportiva, ferramenta capaz de melhorar em até 20% o rendimento do atleta. Segundo Michael McGillicuddy:

> [...] a aplicação adequada da massagem esportiva permitiria ao atleta passar por uma série completa de movimentos sem esforço. Com frequência, a principal fonte de limitação advém da resistência interna dos grupos de músculos antagonistas ao cruzarem sobre as articulações. Conforme um atleta envelhece, a resistência interna dos músculos aumenta, resultando num desempenho menos eficiente[60].

---

[60] McGILLICUDDY, M. *Massagem para o desempenho esportivo*. Porto Alegre: Artmed, 2012. p. 16.

Os músculos sinergistas são aqueles que participam de forma secundária à ação dos músculos agonistas, muito embora se contraiam ao mesmo tempo. Eles impedem movimentos indesejáveis quando o agonista pode ter mais de uma ação. Utilizaremos novamente como exemplo o bíceps braquial, que você pode utilizar tanto para dobrar o antebraço quanto para apertar um parafuso (girar o antebraço). Será com a ajuda dos músculos sinergistas que você afinará e estabilizará a ação do músculo principal. Quando estiver trabalhando com o seu paciente com lesões ou fraquezas musculares, você poderá querer estimular também as partes que facilitarão alguns movimentos específicos. Por exemplo, para ajudá-lo no movimento de flexão do braço, cujo músculo principal é bíceps, poderá também relaxar e estimular o músculo bíceps braquial.

Os fixadores são os músculos que ajudam a estabilizar as articulações. Assim, se o seu foco está no fortalecimento de determinada articulação, procure saber quais são os músculos que fixam e dão estabilidade a essa articulação, a fim de conseguir resultados mais satisfatórios.

Exercício de andar de costas

Essa é uma prática muito usual aos pacientes do Método Meir Schneider – Self-Healing® que possibilita alternar as forças concêntricas e excêntricas de um músculo. Quando se anda de costas, são os músculos agonistas do andar de frente que estão sendo relaxados. Ou seja, esse exercício facilita o andar de frente[61]. Você pode sugerir que o paciente faça caminhadas diárias de 15 minutos andando de costas. De acordo com a disponibilidade e necessidade, esse tempo pode ser aumentado gradativamente. Também é estimulado alternar entre o andar de costas e o andar de frente e o andar de lado.

14.3. Consciência do movimento

Como vimos até aqui, os músculos atuam de forma voluntária ou involuntária. Os músculos lisos e cardíacos, por estarem subordinados ao comando do sistema nervoso autônomo, atuam aparentemente independentes da influência da nossa vontade objetiva. Entretanto, técnicas de

---

[61]   GARVES, W. C. *Exercício de andar de costas: uma prática do Método Self-Healing de Meir Schneider sob a ótica da biomecânica e da neurociência.* Monografia (Trabalho de Conclusão de Curso de Especialização em Fisiologia, Biomecânica, Traumatologia e Reabilitação do Exercício e do Esporte) – Instituto de Ortopedia e Traumatologia da Faculdade de Medicina da Universidade de São Paulo, Universidade de São Paulo, 2006, São Paulo.

relaxamento, meditação e *biofeedback* podem influenciar positivamente o funcionamento deles e do organismo. Existem várias pesquisas científicas evidenciando o relaxamento da musculatura esquelética por meio de massagens terapêuticas que seguramente provocarão uma resposta neurológica positiva nos músculos lisos e cardíacos por ativar a inervação parassimpática[62,63]. Ela também é efetiva em melhorar o déficit de atenção, diminuir a depressão e a agressão, aliviar problemas motores, reduzir a dor, inclusive em fibromialgia, melhorar o sistema imune, aumentar a mobilidade gástrica, diminuir dores e pruridos em cicatrizes e aliviar os sintomas físicos causados pelo Parkinson[64;65]. Esses efeitos se devem ao aumento na liberação de dopamina e serotonina e da atividade parassimpática e diminuição dos níveis circulantes de cortisol, hormônio do estresse e responsável por eliminar as células do sistema imune[66;67]. Além disso, a massagem gera uma diminuição nos níveis da substância P, um neurotransmissor da dor[68].

Já quanto aos músculos esqueléticos, que atuam de forma voluntária por estarem presos aos ossos e "obedientes" ao nosso comando, há de se supor que temos total controle desse tipo de musculatura. No entanto, embora o No entanto, embora o movimento seja concebido por meio da vontade, a forma pela qual ele se realiza, internamente e inserido no sistema neuromuscular, é automática.

Além disso, há dois outros aspectos a considerar: um deles diz respeito às condições das fibras musculares. Essas podem estar em condições favoráveis ou não, o que influenciará em sua eficiência e contrações. Os músculos podem estar com uma boa irrigação ou não, atrofiados ou hipertrofiados, encurtados ou mesmo fracos, conforme vimos nos Capítulos 5 e 6, quando visto sobre a aplicação terapêutica da massagem nas diferentes condições de músculos. Ali foi abordado a

---

[62] DIEGO, M. A.; FIELD, T. Moderate pressure massagem elicits a parasympathetic nervous system response. *Intern. J. Neurosci.*, [s. l.], v. 119, n. 5, p. 630-638, 2009.

[63] FIELD, T. *et al.* Fibromyalgia pain and substance P decrease and sleep improves after massage therapy. *J. Clin. Rheumatol.*, [s. l.], v. 8, n. 2, p. 72-76, 2002.

[64] FIELD, T.; DIEGO, M.; HERNANDEZ-REIF, M. Massage therapy research. *Dev. Rev.*, [s. l.], v. 27, n. 1, p. 75-89, 2007.

[65] OLIVEIRA, F. R. *et al.* Massage therapy in cortisol circadian rhythm, pain intensity, perceived stress index and quality of life of fibromyalgia syndrome patients. *Compl. Ther. Clin. Practice*, [s. l.], v. 30, p. 85-90, 2018.

[66] FIELD, T.; DIEGO, M.; HERNANDEZ-REIF, M. Cortisol decreases and serotonin and dopamine increase following massage therapy. *Intern. J. Neurosci.*, [s. l.], v. 115, n. 10, p. 1397-1413, 2005.

[67] FIELD, T. Massage therapy research review. *Compl. Ther. Clin. Practice*, [s. l.], v. 24, 2016.

[68] FIELD, T. *et al.* Fibromyalgia pain and substance P decrease and sleep improves after massage therapy. *J. Clin. Rheumatol.*, [s. l.], v.8, n. 2, p. 72-76, 2002.

aplicação terapêutica da massagem nos tecidos musculares e os resultados que essa prática proporciona tanto para melhorar as condições dos tecidos e das células, quanto para dar autonomia e liberdade para que funcionem com eficiência.

O outro aspecto a considerar refere-se ao tipo de fibra muscular envolvido na ação. As fibras podem ser tônicas ou fásicas, dependendo de suas propriedades histoquímicas, metabólicas ou anatômicas. Essas propriedades farão delas mais eficientes para uma função e menos para outra. Há na literatura, diferentes nomenclaturas sobre os músculos fásicos e tônicos e, pelas características deste livro, não iremos aprofundar e detalhar esse assunto.

As fibras musculares tônicas, ou do tipo I, também são conhecidas como fibras vermelhas por apresentarem uma maior concentração de sangue e, por isso, alta concentração de mioglobina, o que confere a elas uma maior capacidade de reter o oxigênio para uso prolongado e gradativo.

Suas contrações são lentas, com uma tensão isométrica muito eficiente, sendo muito utilizadas para os trabalhos de resistência. São essas fibras que mais atuam para manter a estabilidade do corpo, principalmente na musculatura do dorso. Sua ação quase sempre não é voluntária, pois esses músculos estão em constante trabalho para manter o corpo em pé, independentemente do nosso comando consciente. São músculos que em geral requerem atenção especial, com toques terapêuticos mais firmes, com o intuito de tirar o excesso de tensão que pode estar presente e assim melhorar a qualidade do suprimento sanguíneo e o alinhamento postural dos nossos pacientes.

Esse conhecimento também é importante para que possamos manter esses músculos mais fortes e evitar desequilíbrios em outras partes do corpo. A linha adotada em nosso trabalho compreende que o fortalecimento de determinado músculo, ou cadeia muscular, ocorre depois de termos conseguido seu relaxamento. É isso que fazemos quando aplicamos as massagens antes dos movimentos, ativos ou passivos. Também estão mais fortes quando são aplicados os exercícios de contrarresistência, pois, com isso, um maior número de fibras musculares está sendo recrutado para a ação.

As fibras musculares fásicas, do tipo II, são também chamadas de fibras brancas, de contração rápida. Elas são responsáveis por desenvolver forças musculares rápidas. Têm poucos vasos sanguíneos, mas muitas células altamente hidratadas. Entram em fadiga mais rapidamente. A massagem bem aplicada possibilita reverter esse quadro.

Existe ainda outra categoria de fibras musculares, as do tipo misto. São mais resistentes à fadiga, e são ativadas quando estimuladas por meio de exercícios, pois não conseguem manter essa condição sozinhas.

No corpo, entretanto, as contrações acontecem em geral como uma combinação desses diferentes tipos de fibras musculares. O que importa, no contexto deste livro, é saber proporcionar ao paciente economia de energia durante os movimentos, dando-lhe condições, por meio dos procedimentos terapêuticos, de realizar os movimentos certos com os músculos corretos.

14.4. Equilíbrio muscular

O corpo humano desenvolveu, em sua trajetória evolutiva, características peculiares para cada um de seus músculos, de acordo com velocidade, função, tamanho, formato, na interação com os ossos e demais tecidos. Além dessas características, devemos ter em conta que os hábitos e o estilo de vida particular das pessoas influenciam no funcionamento do sistema músculo esquelético.

Meir Schneider, em seus trabalhos, procura sempre enfatizar a importância de usarmos o maior número possível dos músculos presentes no nosso organismo de forma equilibrada, ou seja, sem compensações e com o máximo de economia de energia possível. Para tanto, devemos observar se estamos utilizando a totalidade de nossos músculos e se estamos utilizando os músculos corretos para as atividades corretas. Ele salienta que utilizamos apenas uns 50 desses músculos, sendo na maioria os grandes músculos.

Se isso estiver acontecendo com o seu paciente, é preciso ter uma ideia sobre as consequências desse estado corporal. Muito provavelmente, vários músculos estarão em condições de atrofia, pelo desuso, e outros, principalmente os grandes músculos, em condições de extrema tensão.

Esses, em particular, acabam exercendo as funções dos pequenos músculos, pelo hábito humano de "funcionar em bloco". Os hábitos de uma vida sedentária geralmente proporcionam essa condição. Quando estivermos trabalhando com a prática terapêutica das massagens, veremos onde e como trabalhar para ativar partes desses pequenos músculos, tão importantes para sustentar os grandes músculos. Exemplo: os músculos multífidos da coluna, se bem trabalhados, podem reduzir a carga dos demais músculos paravertebrais e com isso, trazer mais mobilidade e descanso para a coluna do paciente.

Quais são os grandes músculos e o que fazer com eles? Para ajudar, listamos alguns no próximo capítulo. Talvez o terapeuta corporal queira dedicar um tempo maior no relaxamento desses músculos durante a sua sessão com o paciente.

14.5. O que considerar na observação clínica com o corpo em movimento

Sem pretensões de querer fazer uma análise de movimento, seguindo as minúcias de uma avaliação biomecânica, tanto numa perspectiva da cinemática quanto por busca de resultado de desempenho, em que informações técnicas são obtidas baseadas no rigor técnico, nossa proposta é colher informações sobre a qualidade funcional do músculo e dos demais tecidos envolvidos numa determinada articulação ou movimento, com o intuito de bem aplicar os procedimentos terapêuticos descritos neste livro.

Para um melhor desempenho de suas técnicas de massagem, você deve considerar dois tipos de observações do corpo em movimento: a avaliação da marcha e a avaliação dos movimentos isolados.

A avaliação da marcha proporciona uma visão mais ampla das condições corporais do paciente, considerando as compensações de que ele faz uso para manter-se tanto em pé quanto em movimento. Já as avaliações de movimentos isolados permitem uma visão mais específica do(s) membro(s) que se deseja avaliar, seja com o paciente em pé, seja com ele deitado ou sentado.

Você pode pedir, por exemplo, para que o paciente levante apenas o braço direito. Onde há tensões durante a realização do movimento? Com que qualidade ele levanta e abaixa o braço? Com o paciente deitado, ele consegue dobrar e esticar uma das pernas? Como está a condição dos músculos que desempenham essa função? Em ambos os casos, a análise deve considerar se o movimento está próximo da normalidade ou acontece em condições patológicas. Para isso, é preciso saber relacionar "função muscular" e "movimento realizado", ou seja, devemos ter conhecimento prévio de como é o movimento das articulações enquanto um indivíduo se move.

A melhor observação se dá quando a pessoa observada age espontaneamente. Assim, independentemente dos momentos em que seu paciente caminha ou se move sob seu comando, procure observar seus movimentos quando esses acontecem ou são executados de forma espontânea. Suas observações devem estar pautadas nos seguintes aspectos:

- Qual o objetivo dessa leitura? Existe alguma demanda prévia? Se sim, seu olhar deve estar focado nesse objetivo.
- De que ângulo e distância você consegue realizar melhor a sua observação?
- Na repetição de movimentos há diferenças substanciais? Quanto maior a inconstância do movimento observado, maior deve ser a análise desse movimento.
- Na análise do desempenho, devemos considerar os aspectos individuais, como idade, sexo, antropométricos (considerando as medidas e proporções individuais), traços físicos e de personalidade. Cientes dessas particularidades, não corremos o risco de fazer comparações equivocadas.
- É importante que a avaliação do movimento seja feita no início e no final da sessão terapêutica. Nessa segunda leitura, devemos ressaltar não apenas os ganhos na motricidade, mas também o aprendizado motor alcançado durante a sessão terapêutica. Numa perspectiva de registro cerebral, todas essas informações adicionais somam-se à mudança adquirida, e fazem diferença na vida do paciente.

Consulte o Capítulo 16, "Considerações sobre a anamnese e planejamento das sessões terapêuticas", p. 226, para colher as informações sobre o corpo em movimento.

15

LOCALIZAÇÃO DE PONTOS ANATÔMICOS RELEVANTES PARA APLICAÇÃO DOS TOQUES TERAPÊUTICOS

Para a realização dos procedimentos terapêuticos com maior precisão, é importante saber localizar na superfície corporal determinadas regiões internas com que pretendemos trabalhar no corpo do paciente, principalmente quando essas se relacionam com o movimento corporal. Conforme vimos no Capítulo 7, "Tecido conjuntivo", também devemos levar em consideração que uma área massageada trará determinados benefícios ou implicações não apenas na região tocada, mas em outras que estão sob sua influência.

Neste capítulo são apresentadas algumas formas de localizar pontos na **coluna vertebral** e nos **grandes músculos**. Sem o intuito de esgotar o tema, queremos auxiliar o terapeuta na identificação dessas importantes áreas do corpo, para instrumentalizá-lo mais especificamente na aplicação do Método Meir Schneider – Self-Healing®. Assim, utilizamos as referências visíveis a olho nu ou perceptíveis à palpação manual. Para esse fim, as estruturas ósseas sempre são uma referência interessante para, com a ajuda do próprio tato, localizar outras áreas, sobretudo as camadas mais internas do corpo.

15.1. Coluna vertebral

A coluna vertebral é uma região suscetível a instabilidades e, por esse motivo, local onde ocorre alto índice de dor. Está localizada na base móvel do corpo e, conforme vimos no Capítulo 13, "Corpo parado", ela se torna altamente vulnerável aos desequilíbrios gravitacionais de qualquer outra parte do corpo. Seus problemas podem ser desde vértebras comprimidas ou desviadas e ligamentos com frouxidão a hérnias de disco ou estruturas musculares correlatas fortemente contraídas.

A coluna vertebral é composta de 33 vértebras, divididas em cinco partes:

1. coluna cervical: com sete vértebras cervicais, de C1 a C7;

2. coluna torácica: composta por 12 vértebras torácicas, de T1 a T12, que se articulam com as costelas;

3. coluna lombar: formada por cinco vértebras lombares, L1 a L5;

4. coluna sacral: são cinco vértebras fundidas entre si, formando um único osso, o osso sacro;

5. cóccix: é o resultado de quatro vértebras coccígeas atrofiadas e fundidas entre si.

Essas vértebras estão separadas por discos, compostos por um anel fibroso e um núcleo pulposo, denominado disco vertebral, sendo de grande importância terapêutica. Para melhor localizá-las, baseamo-nos nos processos espinhosos, presentes em cada vértebra.

Os processos espinhosos são de fácil localização, pois estão centralizados no plano mediano do tronco. São proeminências ósseas situadas atrás de cada corpo vertebral, com uma conformação estrutural dirigida para baixo e saltada para trás, o que facilita a apalpação. Ao localizar uma determinada vértebra por meio do toque nos processos espinhosos, as demais poderão ser percebidas, ao se contar no corpo do paciente – processo espinhoso a processo espinhoso – até atingir a vértebra almejada. Veja como localizá-las pelas indicações a seguir, segundo Spence[69].

- 7ª cervical – Ao deslizar a mão pela parte posterior do pescoço, de cima para baixo é a mais proeminente.

- 3ª torácica – Está no mesmo nível da borda medial da espinha da escápula.

- 7ª torácica – Está no mesmo ponto que o ângulo inferior da escápula.

- 4ª lombar – Está posicionada no mesmo nível que o ponto mais alto da crista ilíaca.

- 2ª sacral – Está localizada no seu mesmo nível horizontal do ponto de depressão da espinha ilíaca póstero-superior, também perceptível tocando o sacro.

---

[69] SPENCE, A. *Anatomia humana básica*. São Paulo: Manole, 1991.

15.2. Grandes músculos

Um dos pilares deste trabalho é poder proporcionar, por meio do toque terapêutico, condições para que as células e os tecidos do organismo debilitado possam se regenerar. Para que isso ocorra, devemos favorecer uma boa circulação sanguínea, **principalmente nos grandes músculos**[70]. Consulte os Capítulos 5 e 6 para ver detalhamento sobre a aplicabilidade dos toques terapêuticos nos tecidos musculares, nas suas diferentes condições estruturais.

Devido ao excesso de tensões que acumulamos no dia a dia, os grandes músculos tendem a ficar encurtados, prejudicando os pequenos músculos, tornando-os sub ou pouco utilizados, e, com o tempo, atrofiados. Como um dos focos deste trabalho é proporcionar equilíbrio tônico ao corpo, devemos manter os pequenos músculos mais ativos.

Em seu livro *Manual para autocura*, Schneider afirma: "Problemas musculares não se desenvolvem por causa do movimento, nem por causa de muitas repetições do movimento, mas por causa da tensão que impede o movimento...".[71] São as **tensões dos grandes músculos que devemos primeiramente pensar em reduzir,** a fim de proporcionar movimento ao maior número de músculos possível, buscando a saúde integral do organismo. Para isso, o primeiro passo é saber realizar uma boa massagem nos grandes músculos, ganhando com isso não apenas uma melhor circulação, mas também uma melhor comunicação neural em todo o corpo. Schneider costuma compreender complicações neurológicas como oriundas de um corpo tenso, segundo ele, por comprimir estruturas neurais.

A seguir, descrevemos como se orientar para atuar em alguns dos grandes músculos, considerados importantes para um bom resultado no trabalho corporal. Além dos grandes músculos, você encontrará alguns outros, que embora não sejam longos, são **muito utilizados e suscetíveis a tensões musculares**. Ao massageá-los, tenha em mente a necessidade de se conseguir um bom tônus, ou seja, equilíbrio entre relaxamento e força muscular adequada. Como já enfatizamos, o trabalho deve sempre se pautar pela melhoria do movimento, por isso, procure perceber também onde está a origem e a inserção dos músculos. Veja como localizá-los.

---

[70] SCHNEIDER, 1998, p. 92.

[71] *Idem.*

Grupo eretores da coluna (GEC)

Figura 15.1 – Músculos eretores da coluna vertebral

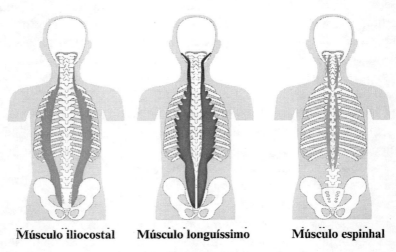

Músculo iliocostal   Músculo longuíssimo   Músculo espinhal

Fonte: suma2020/Depositphotos.com (2023)

Também denominados de paravertebrais. São três músculos: iliocostal, longuíssimo e espinal.

Como localizá-los

Ao posicionar suas mãos entre o processo espinhoso das vértebras e o início da porção medial das costelas, você tocará esses músculos, pois eles estão localizados em paralelo entre essas duas estruturas ao longo de toda a coluna vertebral (ver Figura 15.1).

Músculos abdominais

Esses músculos têm uma importância redobrada por não haver na região visceral um suporte esquelético que lhes dê sustentação. Por esse motivo, esses devem ser fortes o suficiente para manter a estabilidade abdominal e da coluna lombar, considerando-se que, para manter o equilíbrio tônico na lombar, deve-se ter equilíbrio no abdômen. Os músculos abdominais são os seguintes.

Músculo reto do abdômen

Figura 15.2 – Músculo reto do abdômen

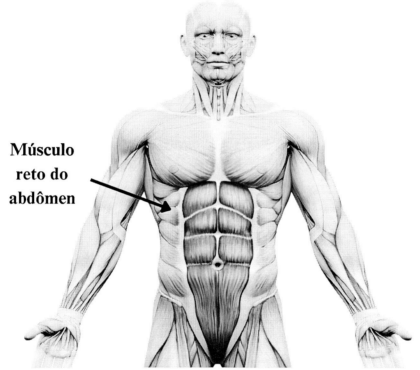

Fonte: suma2020/Depositphotos.com (2016)

Como localizá-lo

Ao posicionar o centro da palma de uma das mãos no abdômen de seu paciente — dedos voltados para a cabeça —, você certamente tocará esse músculo. Ele está centralmente localizado no abdômen, de forma vertical, com sua origem na crista púbica e sua inserção no processo xifoide e nas cartilagens da 5ª, 6ª e 7ª costela. Por ser o músculo mais superficial do abdômen, quando essa região está fortalecida, é ele quem predomina visualmente (ver Figura 15.2).

Músculo oblíquo externo e interno do abdômen

Figura 15.3 – Músculo oblíquo externo

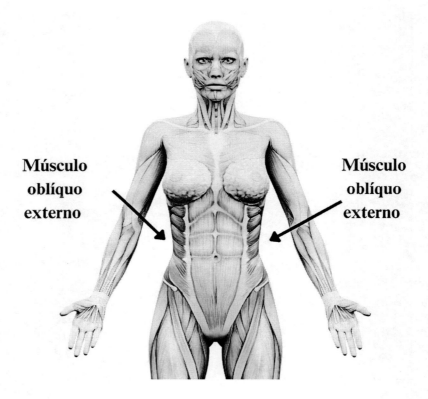

Fonte: decade3d/Depositphotos.com (2016)

Como localizá-los

Como o próprio nome diz, o músculo oblíquo externo está localizado mais externamente e sobreposto ao músculo oblíquo interno. Esses músculos apresentam origem e inserção localizadas em oposição, devido ao movimento que cada um deles propõe (ver Figura 15.3). O músculo oblíquo interno, por sua vez, está localizado debaixo do músculo oblíquo externo.

Músculo transverso do abdômen

Figura 15.4 – Músculo transverso do abdômen

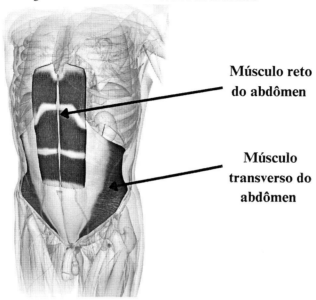

Fonte: volkan83/Depositphotos.com (2023)

É o mais profundo do abdômen e tem importância não apenas para comprimir a parede abdominal, mas também para dar sustentação às vísceras abdominais contra a força da gravidade e para a proteção da coluna vertebral.

Como localizá-lo

Sua origem está nos 2/3 posteriores da crista ilíaca, no terço lateral do ligamento inguinal, nas cartilagens costais das seis costelas inferiores e na fáscia (aponeurose) toracolombar, interiormente aos músculos oblíquos internos e externos. Ao posicionar suas mãos nas laterais do tronco, entre a 7ª costela até o início da crista ilíaca, você envolverá esse músculo (ver Figura 15.4). Na imagem da Figura 15.4, observa-se o músculo reto do abdômen no centro e o transverso na parte lateral.

Músculo trapézio

Figura 15.5 – Músculo trapézio

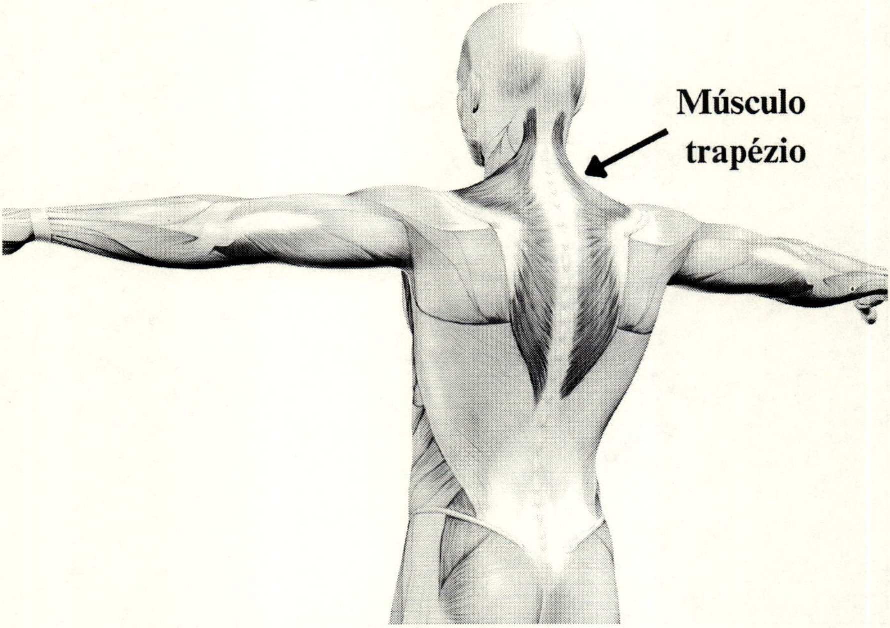

Fonte: design36/Depositphotos.com (2016)

Esse é um importante músculo estabilizador dos ombros e das escápulas, pois auxilia na proteção da articulação do ombro. Isso ocorre quando, por exemplo, um peso é carregado pelas mãos ou sobre os ombros.

Como localizá-lo

A origem desse músculo está na nuca, nos processos espinhosos da 1ª a 7ª vértebra cervical até a última vértebra torácica. Assim, ao deslizar suas mãos da nuca até a 12ª vértebra torácica, você tocará a fáscia ou parte da origem desse grande e importante músculo. A inserção se dá no terço lateral da clavícula, no acrômio e na espinha da escápula (ver Figura 15.5).

Músculo romboide maior e músculo romboide menor

Figura 15.6 – Músculos romboide

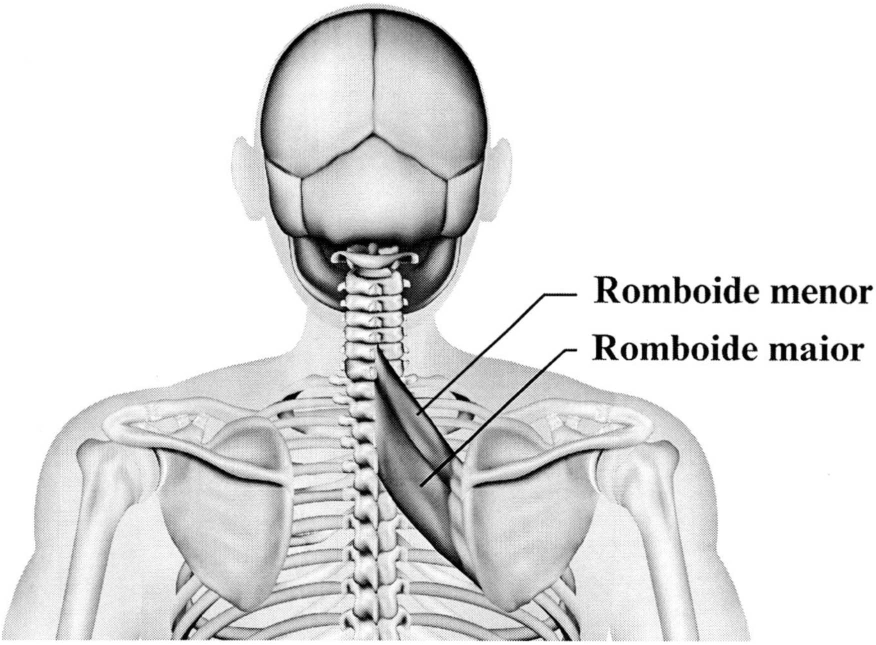

Romboide menor
Romboide maior

Fonte: medicalstocks/Depositphotos.com (2019)

Esses músculos são importantes por dois motivos: muitas dores cefálicas (dores de cabeça) estão relacionadas com a tensão nesses músculos. O outro aspecto importante é que eles fazem oposição aos músculos peitorais, que são músculos fortes e que, quando tensos, levam os ombros para a frente, provocando rigidez nessa área[72].

Como localizá-los

Esses dois músculos se encontram paralelos entre si, tendo sua origem nos processos espinhosos da 7ª vértebra cervical até a 5ª vértebra torácica (ver Figura 15.6).

---

[72] CLAY, J. H.; POUNDS, D. M. *Massoterapia clínica*: integrando anatomia e tratamento. São Paulo: Manole, 2003.

Músculo elevador da escápula

Figura 15.7 – Músculo elevador da escápula

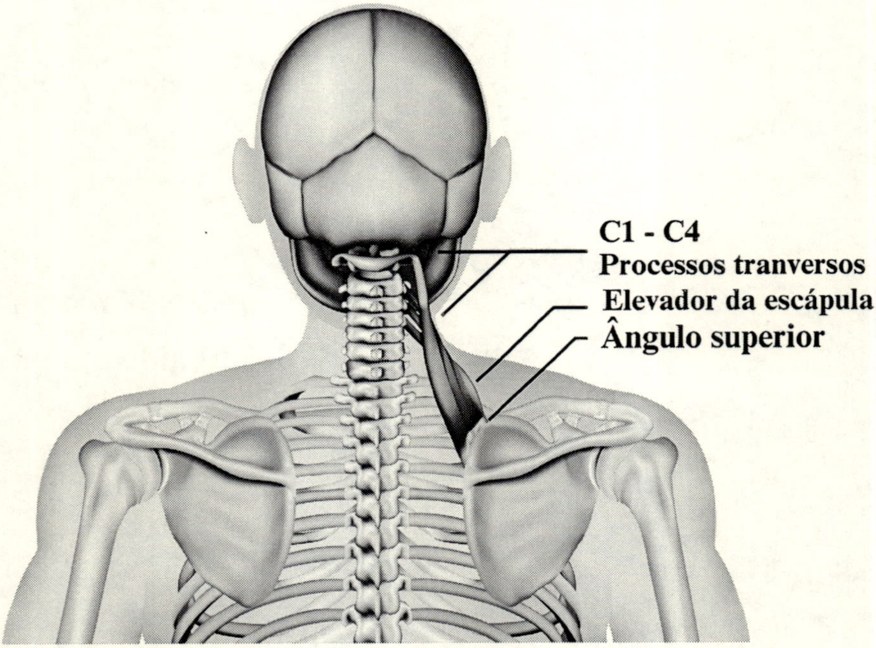

Fonte: medicalstocks/Depositphotos.com (2019)

Esse também é outro músculo que pode ser motivo de grandes solicitações e reclamações de tensão por parte dos seus pacientes, principalmente na sua inserção, ou seja, na margem medial da escápula. As pessoas que carregam mochilas pesadas acabam forçando esse músculo.

Como localizá-lo

Vá com os dedos de uma das mãos até os processos transversos da 1ª a 4ª vértebra cervical (origem do músculo). Depois desloque sua mão em direção à parte superior da margem medial da escápula (inserção). Esse é o trajeto que envolve o músculo elevador da escápula (ver Figura 15.7).

Músculo grande peitoral e pequeno peitoral

Figura 15.8 – Músculo peitoral maior

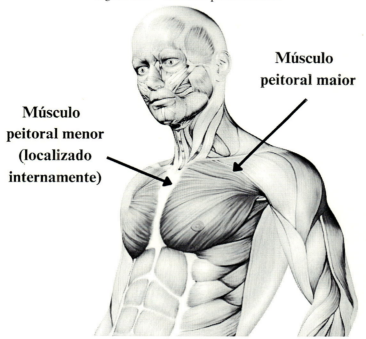

Fonte: designer36/Depositphotos.com (2017)

Esses músculos formam a parede anterior da axila (ver Figura 15.8). O músculo grande peitoral está posicionado numa camada acima do peitoral menor e tem as seguintes funções: flexiona, aduz e roda medialmente o braço. Tem um papel importante para o alinhamento postural.

O músculo peitoral menor é utilizado para baixar a escápula, puxando-a anteriormente.

Como localizá-los

<u>Músculo peitoral maior</u> – Coloque seu dedo polegar da mão direita na axila direita do seu paciente e encoste os demais dedos na direção do osso esterno. Assim, você tocará o músculo peitoral maior. Sua origem está dividida em duas partes:

1. parte clavicular: metade medial ou dois terços da região anterior da clavícula;
2. parte esterno costal: esterno e seis cartilagens costais superiores adjacentes. Sua inserção se dá no tubérculo maior do úmero.

<u>Músculo peitoral menor</u> – Está debaixo do grande peitoral com a origem localizada na face anterior da terceira até a quinta costela, e está inserido no processo coracoide da escápula

Músculo deltoide

Figura 15.9 – Músculo deltoide

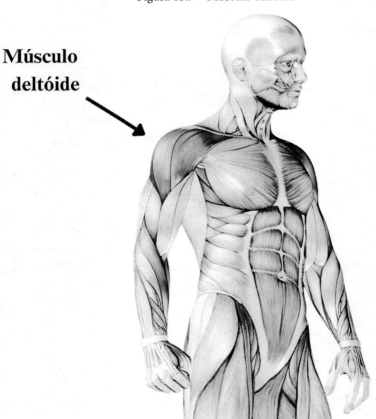

Fonte: designer36/Depositphotos.com (2016)

Esse músculo está dividido em três partes: fibras anteriores, médias e posteriores, mas aqui consideraremos apenas um grande músculo que abduz, flete, estende e realiza rotação do braço.

Como localizá-lo

Ao apoiar uma das mãos na parte lateral externa mais superior do braço, você envolverá esse músculo. Tem sua origem na clavícula, acrômio e espinha da escápula e a inserção na tuberosidade deltoidea do úmero (ver Figura 15.9).

Músculo latíssimo do dorso

Figura 15.10 – Músculo latíssimo do dorso

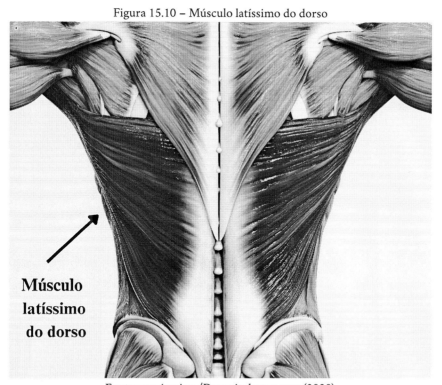

Fonte: magicmine /Depositphotos.com (2020)

Esse é um importante e grande músculo da parede posterior da axila. É ele que aduz o braço, estende (quando o braço está flexionado) e gira-o no sentido medial. Todas essas ações também são realizadas pelo músculo redondo maior.

Como localizá-lo

É possível fazer um desenho imaginário envolvendo da 6ª vértebra torácica, passando pela margem inferior da escápula até atingir a parte inferior da axila. Essa área, até a aponeurose localizada acima da bacia, compreende a grande dimensão desse músculo. Sua origem se dá por uma grande aponeurose (fáscia toracolombar) fixada aos processos espinhosos das seis vértebras torácicas inferiores e a todas as vértebras lombares e sacrais, crista ilíaca posterior. Sua inserção está fixada na margem medial do sulco intertubercular do úmero (ver Figura 15.10).

Músculo tríceps braquial

Figura 15.11 – Músculo tríceps braquial

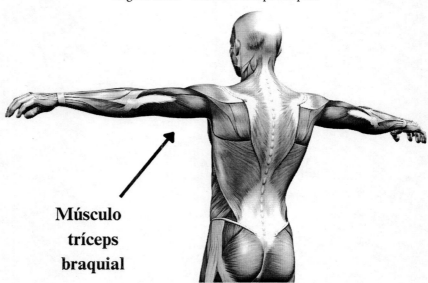

Fonte: designer36/Depositphotos.com (2017)

Esse músculo tem como função estender o antebraço e o braço (na sua porção da cabeça longa). Tem o nome de tríceps porque mantém na sua constituição três cabeças — longa, medial e lateral — que se fixam na sua origem, respectivamente, tubérculo infraglenoidal da escápula (localizado abaixo do ombro), superfície posterior distal do úmero e na superfície lateral e posterior do úmero, abaixo do tubérculo maior. Todas as porções mantêm sua inserção no olecrano da ulna.

Como localizá-lo

Com o paciente na posição anatômica, esse músculo se encontra exatamente na parte central e posterior do braço. Ao passar sua mão ali você, você deslizará sobre ele (ver Figura 15.11).

Músculo bíceps braquial

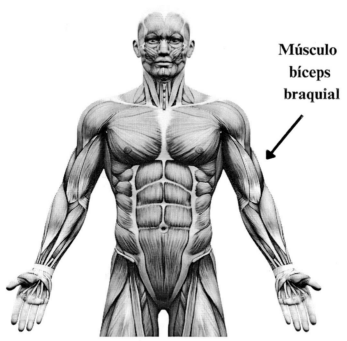

Figura 15.12 – Músculo bíceps braquial

Fonte: decade3d/Depositphotos.com (2016)

Esse é um importante músculo que tem como ação flexionar e supinar o antebraço, além de produzir leve flexão do braço sobre a articulação do ombro. Caso tenha como importante objetivo na sua terapia a realização desse movimento, procure considerar o trabalho também dos músculos braquiorradial e braquial, pois são sinergistas desse músculo para a flexão do antebraço.

Como localizá-lo

Com o seu paciente na posição anatômica, esse músculo se encontra exatamente na parte anterior e central do braço. Ao passar sua mão ali, você deslizará sobre ele (ver Figura 15.12).

Músculo iliopsoas

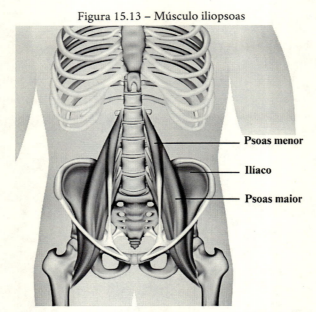

Figura 15.13 – Músculo iliopsoas

Fonte: medicalstocks/Depositphotos.com (2019)

É a junção de três importantes músculos, o psoas maior, o psoas menor e o ilíaco. É utilizado, por exemplo, todas as vezes que precisamos subir um degrau, pois tem como ação flexionar a coxa e, como ação inversa, flexionar o tronco sobre o fêmur. É de grande relevância para a manutenção da postura, por exemplo, quando ele atua provocando um pouco de lordose na região lombar e inclinando a pelves para a frente.

Como localizá-lo

Esse músculo envolve a parte anterior e posterior do corpo, além de camadas mais profundas e superficiais. A descrição dada a seguir refere-se onde é possível massageá-lo. O indivíduo tem de estar deitado em supino, com uma das pernas dobradas e, no lado onde irá localizar o músculo, com a perna esticada. Peça para o paciente dobrar a perna esticada. Ao fazer isso, resista com uma de suas mãos. A sua outra mão deverá estar localizada na virilha. Ali perceberá uma saliência do músculo iliopsoas. Se subir a sua mão, desse ponto em direção ao centro da coluna lombar (ainda na parte anterior abdominal), você tocará apenas o músculo psoas maior (ver Figura 15.13).

Músculo glúteo máximo

Figura 15.14 – Músculo glúteo máximo

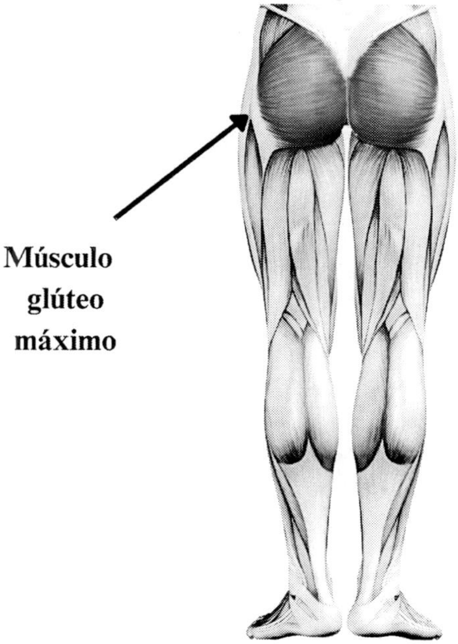

Músculo glúteo máximo

Fonte: design36/Depositphotos.com (2016)

Esse é o maior músculo em extensão e com maior número de fibras musculares do corpo humano. É também responsável pela ocorrência de muitas dores lombares, quando contraído. Sua ação é de estender e rodar lateralmente a coxa. Mantém sua origem na linha glútea posterior do ílio e na face posterior do sacro e do cóccix.

Como localizá-lo

O músculo glúteo máximo, juntamente aos músculos glúteo médio e glúteo mínimo, compõe a nádega. O músculo glúteo máximo envolve por completo o músculo glúteo médio e parcialmente o músculo glúteo mínimo (ver Figura 15.14).

Músculo quadríceps femoral

Figura 15.15 – Músculo quadríceps femoral

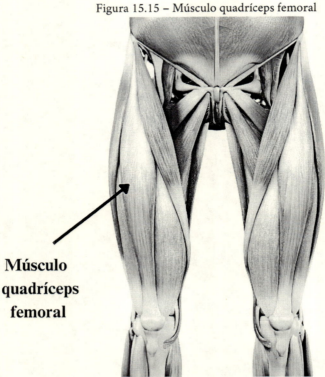

Fonte: sciencepics/Depositphotos.com (2018)

O que é chamado de quadríceps femoral é o conjunto de quatro músculos: reto femoral, vasto lateral, vasto medial e o vasto intermédio. Todos esses músculos realizam a extensão da perna na articulação do joelho. O músculo reto femoral também é responsável pela flexão da articulação do quadril, ou seja, é responsável por flexionar a coxa.

Como localizá-los

Tendo a base mais próximo do joelho e a ponta na parte mais lateral da coxa, ao deslizar sua mão, num formato de cone, nessa região, você entrará em contato com esses quatro importantes músculos (ver Figura 15.15).

Músculo isquiotibiais

Figura 15.16 – Músculo isquiotibiais

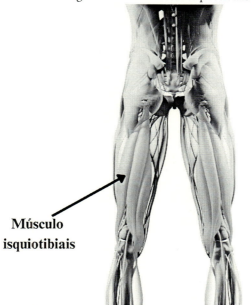

Fonte: AnatomyInsider/Depositphotos.com (2016)

Os músculos isquiotibiais compreendem três importantes músculos presentes na parte posterior da coxa. São eles: bíceps da coxa, semitendíneo e semimembranáceo. Têm como ação flexionar a perna e estender a coxa.

Como localizá-los

Estão centralizados na porção medial da parte posterior da coxa, conforme ilustração da Figura 15.16.

Músculos adutores da coxa

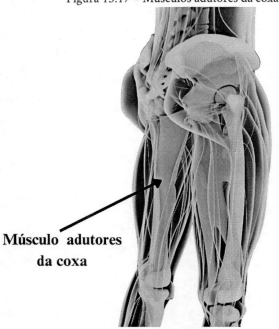

Figura 15.17 – Músculos adutores da coxa

Músculo adutores da coxa

Fonte: AnatomyInsider /Depositphotos.com (2017)

São os músculos presentes na parte medial da coxa. São eles: músculo adutor magno, músculo adutor longo, músculo adutor curto e o músculo adutor mínimo. São responsáveis pelo movimento de adução e rotação lateral da coxa.

Como localizá-los

Colocando sua mão na parte interna da coxa, desde a porção medial para a interna, você envolverá esses músculos (ver Figura 15.17).

Músculos da panturrilha

Figura 15.18 – Músculos da panturrilha

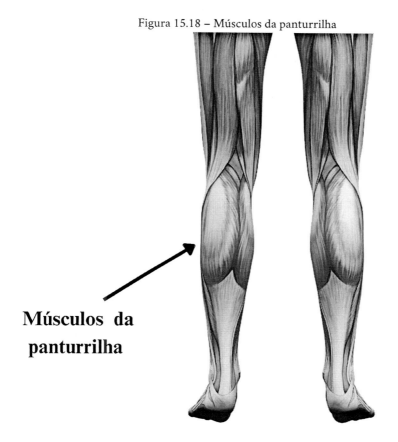

Músculos da panturrilha

Fonte: decade3D/Depositphotos.com (2014)

São a união dos músculos gastrocnêmio, sóleo e plantar. Têm como ação flexão plantar do pé flexão da perna (para apenas os músculos gastrocnêmio e plantar).

Como localizá-los

Envolve praticamente toda parte posterior da perna, onde é popularmente conhecido como "batata da perna" (ver Figura 15.18).

Músculo tibial anterior

Figura 15.19 – Músculo tibial anterior

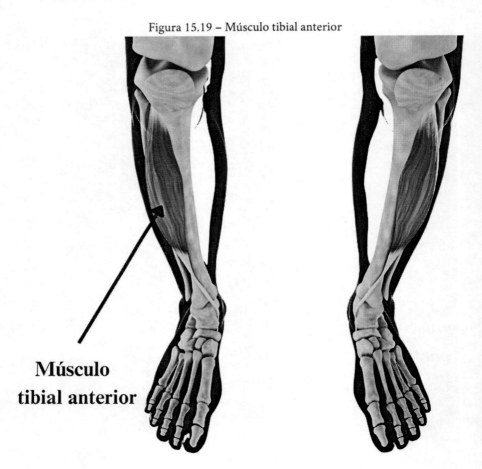

Fonte: My_box_pro/Depositphotos.com (2019)

Esse é o principal músculo para elevar o pé e o caminhar. Sua ação, portanto, é realizar a dorsiflexão, além da inversão do pé.

Como localizá-lo

Apoiando a mão na parte anterior do maléolo (lateral do pé), deslize a mão em direção ao joelho. Agindo assim, você o envolverá (ver Figura 15.19).

Músculo esternocleidomastoideo

Figura 15.20 – Músculo esternocleidomastoideo

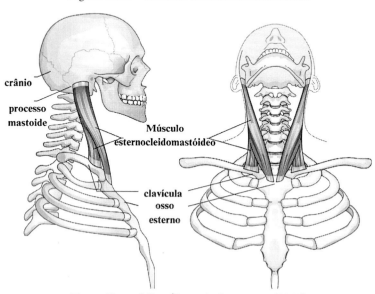

Fonte: VectorMine /Depositphotos.com (2022)

Esse é o mais proeminente músculo do pescoço e é ponto de interesse da maioria dos terapeutas corporais em mantê-lo em bom tônus, pois é o músculo mais afetado em torcicolos. Mantém duas cabeças: esternal e clavicular. Como há um músculo em cada lado do pescoço, quando eles agem em conjunto, a coluna cervical é flexionada. Também agem para participar como músculos auxiliares para o indivíduo respirar profundamente, elevando o osso esterno — e consequentemente as costelas. Quando apenas um dos músculos é contraído, ele roda a cabeça para o lado oposto.

Como localizá-lo

Estando de frente para o paciente, peça para ele mover a cabeça para a direita. Você notará uma saliência desse músculo saindo da parte posterior da cabeça (nuca) e se deslocando no sentido da esquerda, em direção ao osso manúbrio esternal. É só deslizar sua mão ali que o reconhecerá (ver Figura 15.20).

16

CONSIDERAÇÕES SOBRE A ANAMNESE E PLANEJAMENTO DAS SESSÕES TERAPÊUTICAS

A anamnese é realizada com perguntas (feitas e percebidas) para que você, terapeuta, tenha respostas que o ajudem a planejar suas sessões terapêuticas. Antes de iniciar as sessões de massagem ou de orientação de exercícios, devemos não apenas perguntar ao paciente sobre suas queixas e necessidades que o levaram a nos procurar, como também desenvolver um olhar que seja capaz de perceber quais são as condições daquele corpo que pede ajuda. Um olhar atento deve estar presente do início ao término da sessão, pois os procedimentos terapêuticos podem proporcionar mudanças a cada minuto da sessão. Essa atenção focada deve estar presente, seja quando o paciente se movimenta (interrupções das massagens para a realização de exercícios, sempre com o intuito de promover ganhos relativos ao objetivo de sessão), seja quando ele está na posição estática, deitado na maca, sentindo as alterações teciduais proporcionadas pelo toque terapêutico. Um dado novo observado poderá alterar o programa ou o curso de uma sessão.

A investigação inicial também tem o intuito de estabelecer um vínculo entre terapeuta e paciente, permitindo que se estabeleça com mais segurança o *programa terapêutico*. Essa sondagem deve ser realizada de forma minuciosa no primeiro contato, e é aconselhável, ao longo das sessões, acompanhar as alterações das informações obtidas na primeira sessão terapêutica.

16.1. Critérios de avaliação

16.1.1. Avaliação baseada nas informações do paciente

Muitas vezes as imagens mentais que uma pessoa cria em relação ao próprio corpo acabam ofuscando o que de fato ela está sentindo. Para ajudá-la a traduzir suas sensações, sem necessariamente passar pelo crivo de seus pensamentos, sugerimos entregar uma folha com um esquema corporal (ver a seguir), para que ela pinte, nas ilustrações, as regiões de seu próprio corpo cujas sensações presentes são de conforto e de desconforto.

Nome: _____ Data:_____

Figura 16 – Mapa corporal

Ficha de avaliação:

Pinte com cores claras os locais de maior conforto, bem-estar e desempenho e com cores escuras onde sente algum desconforto, limitação ou dor.

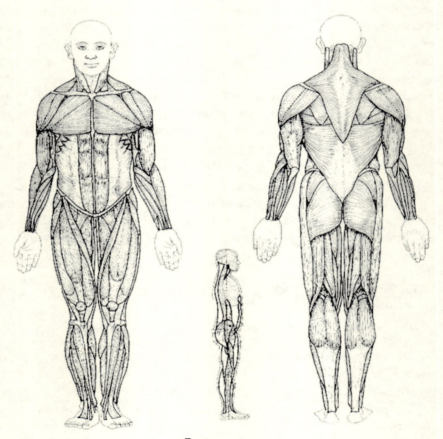

Fonte: o autor

Depois de colorir o esquema de conforto/desconforto corporal, o paciente poderá responder a um questionário com perguntas mais objetivas acerca de suas condições físicas. Aqui daremos apenas uma ideia do que pode ser perguntado. É muito importante que você possa criar perguntas dentro daquilo que você poderá responder com sua ação terapêutica. Seja sucinto. Pergunte apenas o que for necessário para elaborar o planejamento de suas sessões.

16.1.1.1. Ficha de avaliação

Procure desenvolver uma ficha de avaliação na qual constem:

- dados pessoas e de contato do paciente;
- se é dependente de alguém em casa;
- diagnóstico (se houver);
- queixa principal e outros problemas de saúde;
- medicação de que faz uso (para ter uma ideia de eventuais efeitos colaterais desse medicamento);
- se tem osteoporose;
- se sofreu/tem fraturas ou traumatismo;
- se o intestino funciona bem;
- qualidade do sono;
- questões relacionadas à inspeção clínica (dores, formigamento, tremor, queimação, sensibilidade alterada, edema etc.);
- se houver dificuldades nos movimentos, detecte onde ocorrem;
- se houver dificuldades nas atividades da vida diária, detecte quais são elas.

16.1.2. Avaliação baseada nas informações percebidas pelo terapeuta

Para as suas observações, considerar as dicas apresentadas no conteúdo do Capítulo 13, item "O que considerar na observação do paciente com o corpo parado", p. 179, e no conteúdo do Capítulo 14, item "O que considerar na observação clínica com o corpo em movimento", p. 190.

16.1.2.1. Corpo parado

Podemos realizar a observação postural tanto de forma objetiva — baseada em radiografias (solicitadas e pré-analisadas pelo médico do seu paciente), fotos ou vídeos (no caso de avaliação dinâmica) —, como de forma subjetiva — a partir da visão e da percepção tátil.

Numa análise postural baseada na percepção do olhar do terapeuta, deve-se sempre considerar a linha de gravidade, com o indivíduo em pé. Assim ficará fácil perceber os eixos que estão em desequilíbrio e as eventuais compensações realizadas no próprio corpo do paciente. A análise estática é feita de acordo com os *planos anatômicos* (vistas de costas, de frente e na lateral do corpo humano) e com a *flexibilidade* (flexibilidade da cadeia muscular posterior).

De acordo com os planos anatômicos

Figura 16.1a – Avaliação vista de costas

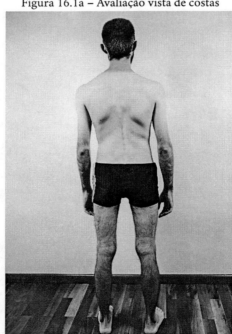

Fonte: L. C. Garves (2023)

O paciente deve ficar de costas, de pé, com os pés paralelos e alinhados com o quadril; os braços ao longo do corpo.

Inicie a avaliação criando uma linha imaginária bem no centro do paciente, fazendo a observação de baixo para cima. A linha imaginária deve passar entre os calcanhares, subir entre os membros inferiores, passando pela linha média do quadril, coluna e cabeça. Observe:

- As metades direita e esquerda são simétricas? Sua observação deve contemplar a estrutura esquelética e a estrutura muscular. O posicionamento dos ossos e dos músculos é similar em ambos os lados?

- O apoio dos pés no chão. Os ossos dos pés formam arcos que favorecem a sustentação e a distribuição dos pesos? Clinicamente os pés são divididos em três partes: retropé, mediopé e antepé, ou seja, parte posterior, meio e parte anterior do pé. Como se dá a distribuição dos pesos nessas diferentes partes em ambos os pés? Estão com apoios simétricos ou mais voltados medial ou lateralmente?

- O calcâneo está alinhado verticalmente com o tendão de Aquiles?

- Observa alguma curvatura em ambos os joelhos?

- Ambos os lados da pelve estão em igual altura? As espinhas ilíacas posteriores estão niveladas com o plano horizontal?

- As pregas glúteas e os triângulos de Tales estão em igual altura? Se não, é porque está havendo um desnivelamento da cintura pélvica.

- Há desvios laterais ao longo da coluna vertebral?

- as escápulas estão equidistantes a partir da coluna e achatadas contra a caixa torácica?

- Os ângulos inferiores das escápulas estão nivelados com o plano horizontal?

- Os ombros estão em igual altura?

- Existe algum tipo de inclinação lateral na cabeça e no pescoço?

Figura 16.1b – Avaliação vista de frente

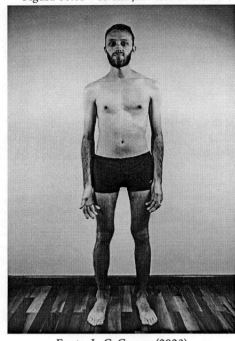

Fonte: L. C. Garves (2023)

O paciente deve ficar de frente, de pé, com os pés paralelos e alinhados com o quadril; os braços ao longo do corpo. Da mesma forma como na análise anterior, faça a observação começando de baixo para cima. A linha imaginária deve passar entre os calcanhares, subir entre os membros inferiores, passando pela linha média do quadril, coluna e cabeça. Observe:

- Em relação aos pés: o hálux está alinhado com o primeiro metatarso? O antepé está alinhado com o centro do pé? Os arcos plantares (arco longitudinal medial, arco longitudinal lateral e arco transverso) estão preservados?
- Os tornozelos estão posicionados no mesmo nível que a borda medial dos joelhos?
- Os joelhos e os maléolos mediais da tíbia estão alinhados verticalmente? Há desvios nas patelas ou essas estão voltadas para a frente?
- As espinhas ilíacas anterossuperiores da pelve estão na mesma altura em ambos os lados?

- Há inclinações ou rotações no tronco?
- Os ombros e as clavículas estão no mesmo nível e altura?
- Há presença de rotação ou inclinação na cabeça e no pescoço?

Figuras 16.1c e 16.1d – Avaliação vista de lado

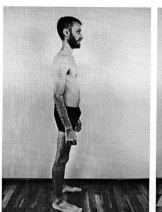
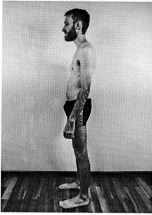

Fonte: L. C. Garves (2023)

Mantenha o paciente posicionado de lado (plano sagital). Inicie a avaliação criando uma linha imaginária, considerando o corpo em duas metades simétricas (parte anterior e parte posterior). A linha, saindo do solo, deve passar pela parte anterior do tornozelo, nível médio da articulação do joelho, pela articulação coxofemoral, cruzar a região lombar, passar pelas regiões dorsal e cervical da coluna, finalizando-se à frente do ouvido externo e do meio da cabeça. Observe:

- Há algum desequilíbrio que faça o corpo tender para a frente ou para trás?
- Existe alguma anteversão ou retroversão da pelve?
- Há hiperextensão ou semiflexão nos joelhos?
- O abdômen desequilibra o corpo para a frente devido a alguma proeminência abdominal?

- Os ombros estão projetados para a frente?

- A cabeça está projetada para a frente?

- Como está o padrão respiratório? Apical (com mobilidade apenas nos peitorais) ou diafragmático (movimento respiratório no abdômen)? Com o toque, nota-se hipertonicidade ou hipotonicidade na musculatura referida?

De acordo com a flexibilidade

Medimos a flexibilidade para saber qual a disponibilidade que as articulações oferecem ao corpo para se movimentar, considerando as particularidades individuais, bem como as genéticas, que podem estar influenciando na capacidade de amplitude dos movimentos. Devemos compreender que uma restrição na flexibilidade não está simplesmente relacionada com a articulação, mas sim com os ligamentos, músculos e tendões que estão na proximidade de cada articulação. Existem também outros fatores que podem influenciar na redução da flexibilidade, tais como a obesidade e a idade (uma pessoa idosa tende a ser menos flexível que uma criança porque os músculos perdem, com o tempo, sua flexibilidade).

Para os objetivos deste livro vale objetivar a situação tecidual para poder intervir, por meio dos toques terapêuticos, nos ganhos de relaxamento e no alongamento dos tecidos musculares e conjuntivos.

Flexibilidade da cadeia muscular posterior

O paciente deve ficar com o tronco inclinado para a frente, os braços estendidos para baixo (ver Figura 16.2), enquanto você realiza alguns toques com o intuito de investigar as condições das áreas a seguir:

- Procure observar o enrijecimento das panturrilhas. O tendão de Aquiles está em tensão? Como está o ângulo tibiotársico?

- Condições dos joelhos. Está em hiperextensão? Se o seu ângulo for maior que noventa graus significa que a tíbia está tracionada pelo músculo solear. Se estiver em flexão, serão os músculos isquiotibiais que se encontram em retração.

Figura 16.2 – Inclinando o corpo para frente

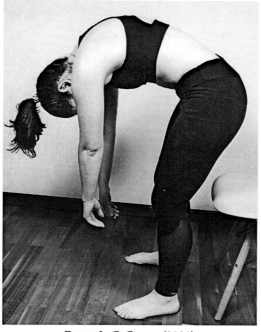

Fonte: L. C. Garves (2023)

- Articulação coxofemoral. Novamente você deverá observar os ângulos dessa articulação. Não deve existir curvete entre a lombar e o sacro (retificação). Se houver, provavelmente os músculos glúteo e piriforme estão em tensão.
- Tronco. Observe se há retificação das vértebras. Como está a distância das mãos no chão?
- Cabeça e cervical. A cervical deve estar solta, confortável e sem sinal de tensão nos músculos paravertebrais.

16.1.2.2. O que fazer com o diagnóstico elaborado?

Após ter feito o diagnóstico, você deverá elaborar (ou programar) a reorganização do corpo do paciente no que se refere à distribuição de forças, evitando a sobrecarga em cada uma das partes. Alguns pontos a considerar:

- O paciente está consciente do não alinhamento de sua postura?
- Há fraqueza muscular ou desequilíbrio tônico? Onde?
- Há encurtamento muscular? Onde?
- Há desvio ósseo considerável? Onde?

Devemos compreender que um desequilíbrio postural não ocorre de forma isolada. Assim, uma vez localizados os distúrbios, procure observar as compensações que possivelmente foram feitas em outras partes do corpo. Tendo em mente as diferentes noções de toque terapêutico e os exercícios que visam às reparações necessárias para o equilíbrio corporal, trace os procedimentos para as correções posturais e estruturais possíveis ao seu paciente.

16.1.2.3. Corpo em movimento: considerações sobre a análise da marcha

Para esse tipo de análise é preciso que o paciente use trajes mínimos a fim de que não haja dificuldades na observação de seus movimentos, dos músculos envolvidos e das possíveis compensações realizadas. Observe:

- O movimento dos membros (superiores e inferiores) está em harmonia com o conjunto do corpo todo em movimento?
- Há assimetria entre as metades direita e esquerda?
- Como você percebe o movimento das articulações?
- Há trepidação (tremor dos membros) durante a marcha? É leve? Pesada?
- É possível distinguir o movimento dos músculos das costas, ou há tensões que impedem tal observação?
- Como está a pisada dos pés no chão? Há esforço envolvido? A batida dos pés no chão é suave ou com impacto? Geralmente os movimentos mais bruscos e desarmônicos provocam algum tipo de barulho, permitindo constatar a quantidade de força, ou o jogo de forças, que está sendo empregada para levantar e abaixar os pés durante a marcha.

- A pessoa está cansada durante a avaliação? Está com frio? Como está o seu estado emocional?

- Como está o olhar da pessoa observada? O foco de seu olhar pode nos indicar o nível de segurança motora que ela demonstra quando estamos avaliando a sua marcha.

16.2. Planejamento das sessões terapêuticas

Após colher o máximo de informações possíveis sobre o paciente, a próxima etapa é elaborar um programa de procedimentos terapêuticos. Esses procedimentos devem ser claramente organizados e ordenados por ordem de prioridade. Certamente, novos elementos ou informações poderão surgir no decorrer das sessões, e com isso alterar o curso do que foi previamente programado. Fique sempre atento aos conteúdos novos que o seu paciente traz a cada sessão de terapia corporal.

Estabelecer o propósito do encontro terapêutico é fundamental para o sucesso da terapia, e a programação das sessões é uma forma de trazer a presença atenta do terapeuta para o que ele está fazendo. O programa pode ser visto como um "caminho" que o orienta desde *o que está fazendo* em determinado momento *para o que fará* nos momentos seguintes.

Sua organização terapêutica pode ser estabelecida a curto, médio ou longo prazo. Esses critérios servem para organizar o que se pode fazer num mesmo paciente em diferentes fases da terapia. Esse tempo varia de acordo com cada paciente e a complexidade de cada necessidade. É uma forma de ajustar os procedimentos terapêuticos de acordo com as necessidades do momento juntamente àquelas necessidades que requerem um número maior de sessões — lembrando que os tecidos e as células necessitam de tempo para se regenerar, modificar ou revitalizar.

O importante é deixar claro ao paciente que as mudanças de rumo quanto aos procedimentos terapêuticos podem ocorrer sempre, pois o corpo que se modifica com os toques solicita novas posturas e novas demandas que só um terapeuta atento pode perceber. Esse movimento contínuo é rico, e é bom que isso ocorra. Assim, não se deve estabelecer períodos cronológicos em dias, sessões ou meses, mas sim focar as sessões em curto, longo ou médio prazo.

16.2.1. Curto prazo

Demanda nova e de necessidade emergencial deve ser encarada e resolvida numa única sessão ou com poucas sessões terapêuticas e educativas. Seu olhar deverá estar atento ao dia a dia do paciente e ao que o corpo dele está solicitando. O humor e as condições físicas devem ser observados atentamente. Como ele se sente no dia a dia em cada sessão? Mesmo que o paciente demande tempo para sua melhora é importante que ele sinta o benefício do seu toque a cada sessão, pois o bem-estar de cada dia possibilita ao cérebro reconhecer esse novo estado, pleno de novas possibilidades.

16.2.2. Longo prazo

Quando o paciente se encontra em condições de fraqueza muscular (atrofias e distrofias, por exemplo), dores crônicas ou qualquer enfermidade que exija tempo e paciência, inevitavelmente essas condições farão com que o terapeuta pense numa programação de longo prazo. O importante é que haja uma meta a ser atingida, embora essa meta não seja clara, pois, ao se tratar de pacientes com doenças crônicas, por exemplo, de paciente com doenças degenerativas, muitas vezes não é possível discernir até onde se pode chegar e o quanto de melhora ele pode conseguir.

A determinação do terapeuta deve ser a de avançar sempre, acreditando na capacidade de cada tecido e célula em se regenerar. Essa possibilidade de regeneração deve ser sentida pelo paciente quando o terapeuta aplica toques firmes, suaves, com segurança naquilo que está fazendo. Aliar massagem com disposição confiante na recuperação do paciente possibilita paciência confortável, principalmente quando a espera por resultados é longa.

16.2.3. Médio prazo

Pensar numa sessão em médio prazo é focar a atenção nos procedimentos que trarão resultados após a realização de algumas sessões, sem ser ainda o objetivo final da terapia. É o agir equilibrando as necessidades de curto e de longo prazo. Por exemplo, uma pessoa pode apresentar dor com limitação de movimento. Sabemos que melhorar o movimento pode ser uma forma de o corpo se equilibrar, se ajustar anatomicamente e, com isso, a dor tenderá a desaparecer progressivamente. Também pode se dar o contrário, podemos trabalhar para atenuar a dor para só então ocorrer a melhora do movimento. Nesse caso, ao se pensar em procedimento a médio prazo, devemos trazer resultados para um desses dois fatores (melhoria da dor e do movimento), para que em longo prazo o item faltante se resolva de forma mais natural.

Na medida do possível, deixe claro para o paciente essa sua intenção. Lembre-se que é importante ele estar ciente de seu próprio processo terapêutico. O foco dessa terapia é o de ele ser mais agente do que paciente.

PARTE V

Programas terapêuticos

Considero esta parte do livro muito importante por ser criativa e a que mais caracteriza o método que ora apresento. Sinto ser essencial que a prática corporal que inclua os toques terapêuticos seja integradora.

O que você aprendeu até aqui permitirá que você enxergue agora o corpo como partes que se unem e interagem entre si, pois se um segmento corporal estiver com problemas, como muita contratura, fraqueza muscular ou pouca mobilidade, seguramente o todo corpóreo sofrerá, e não apenas a parte em questão.

As sessões que seguem preveem que nos programas terapêuticos deve haver essa junção de partes de corpo, de maneira que um segmento, em vez de reverberar dor, desconforto e tensão para outra parte, possa sim favorecer bem-estar, leveza e um corpo com mais saúde.

17

INTEGRANDO PESCOÇO E CABEÇA

Como vimos no Capítulo 13, "O corpo parado", o posicionamento da cabeça tem uma importância muito grande para o equilíbrio tônico do indivíduo que se encontra em pé, assim como quando sentado. Após realizar uma boa avaliação, certamente saberemos onde concentrar os toques terapêuticos para liberar tensões e espaços articulares, de forma que favoreça o alinhamento da cabeça com o pescoço, reduzindo ou eliminando inclinações para quaisquer dos lados.

Levando-se em consideração que os músculos do pescoço trabalham ativamente e praticamente sem interrupções para manter a estabilidade da cabeça, é muito provável que o excesso de contração poderá levá-los a uma condição de encurtamento ou fadiga, que em muitos casos gerará uma isquemia[73] muscular, um fenômeno comum e motivo de muitas queixas de dores de cabeça por parte dos pacientes que procuram uma solução por meio dos toques terapêuticos.

Conforme abordado anteriormente, a massagem proporciona relaxamento e ajuste tônico que se estende para além da área massageada. Seguindo esse raciocínio, devemos ter em mente que, ao massagear os músculos da cabeça e do pescoço, estamos favorecendo uma melhor integração tônica entre essas partes.

As técnicas a seguir têm por objetivo favorecer o bom posicionamento da cabeça e o alinhamento dela com o pescoço e, com isso, evitar o estresse desse desalinhamento. Para esse fim, deve-se trabalhar para eliminar as tensões e os encurtamentos. Nesse caso, o terapeuta deve fazer uso de um toque certeiro e, com persistência e paciência, lembrar que o resto do corpo será beneficiado com as manobras centralizadas na cabeça ou no pescoço. Devemos encarar como parte desse processo as massagens no rosto e no couro cabeludo.

---

[73] Isquemia muscular é a insuficiência sanguínea nos músculos, portanto é sangue escasso para a demanda energética dos músculos, resultando num quadro de dor aguda. No caso de dor crônica, pode ser resultado de lesões nos tecidos conjuntivos adjacentes.

17.1. Movimento passivo da cabeça

Além de provocar relaxamento nos músculos e tecidos conjuntivos adjacentes, essa manobra dever ser realizada com o intuito de perceber o grau de rigidez que se encontra nos músculos do pescoço. Ao movimentar a cabeça do seu paciente, procure perceber quais partes resistem com a sua mobilidade e, quando encontrar algum tipo de bloqueio no movimento, utilize suas mãos para dissolver as tensões com as técnicas apresentadas neste capítulo.

Figura 17.1a – Mobilização passiva da cabeça

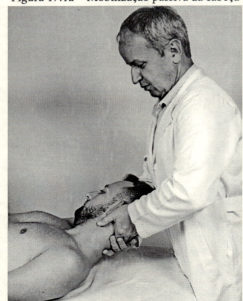

Fonte: L. C. Garves (2023)

Suas mãos devem estar bem apoiadas no dorso da cabeça do paciente, com os dedos sobre a nuca. Atente-se para o fato de que seus dedos não devem provocar pressão que produza qualquer desconforto (ver Figura 17.1a). Mova-a aleatoriamente, para garantir que o movimento da cabeça não seja realizado pelo paciente, pois se ele estiver no controle, provavelmente estará também enrijecendo os músculos cervicais e neutralizando os efeitos de sua manobra.

Figura 17.1b – Mobilização passiva da cabeça com toalha

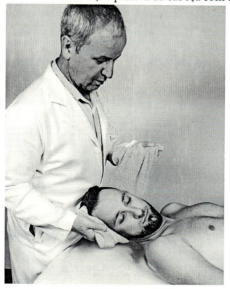

Fonte: L. C. Garves (2023)

Movimente-a de forma suave, procurando ir para todas as direções possíveis, como direita e esquerda, em círculos, desenhando um oito etc.

Essa mesma manobra pode ser realizada com a utilização de uma toalha ou outro pano (ver Figura 17.1b). Deixe a cabeça sobre a toalha e, apoiando em suas extremidades, mova-a em diversas direções.

17.2. Abrindo espaço entre as vértebras cervicais

Com o paciente deitado em supino e a coluna bem posicionada, posicione-se atrás dele, ficando de frente para a cabeça dele. Mantenha suas mãos debaixo da cabeça, de forma que consiga manter as palmas das mãos sobre a região occipital.

Certifique-se de que a cabeça esteja bem alinhada com o pescoço e faça pequena tração, puxando-a de acordo com o ritmo respiratório do paciente. Quando ele expirar, puxe a cabeça em sua direção, afastando-a do tronco, permitindo que abra espaços entre as vértebras cervicais. Quando ele inspirar, relaxe com a manobra. Faça ao menos umas dez trações antes de seguir com outra manobra.

Liberação dos músculos cervicais

Figura 17.2 – Massagem de soltura no pescoço

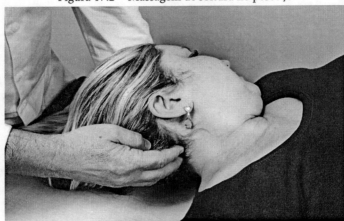

Fonte: L. C. Garves (2023)

Com o indivíduo deitado em decúbito dorsal, segure a região occipital da cabeça e deixe-a posicionada em um dos lados, mantendo uma das mãos apoiadas na parte inferior e região posterior da cabeça. Leve os dedos da outra mão na região lateral, que se encontra por cima, e faça a massagem de soltura sobre os músculos dessa lateral do pescoço (ver Figura 17.2) por uns dois ou três minutos. Mova a cabeça para a outra parte e repita essa manobra no outro lado. Repita essa sequência algumas vezes, até finalmente apoiar o dorso da cabeça sobre a maca ou colchonete. Agora massageie a parte posterior do pescoço, utilizando as pontas dos dedos indicador e médio de ambas as mãos, deslizando-os por todo o dorso do pescoço até atingir a parte superior das costas.

Faça uma manobra no osso hioide, que está localizado à frente da traqueia e abaixo do queixo (ver Figura 17.3). Apoie seus dedos nele e mova sua mão para direita e para esquerda. Esse é o único osso do corpo humano que não se articula com nenhum outro e é de grande importância para essa prática de trabalho corporal, pois quando se repete algumas vezes esse movimento para a direita e para a esquerda, é possível relaxar boa parte dos músculos posteriores do pescoço, que estão conectados com esse osso.

Após a manobra no osso hioide, repita mais algumas vezes as massagens de liberação dos músculos cervicais, descrita anteriormente.

Figura 17.3 – Manobra suave no osso hioide

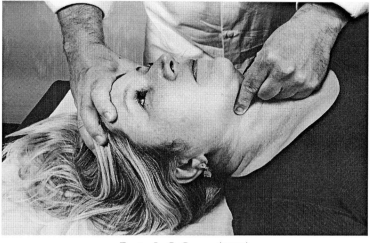

Fonte: L. C. Garves (2023)

Após a manobra no osso hioide, repita mais algumas vezes as massagens de liberação dos músculos cervicais, descrita anteriormente.

17.3. Massagem na articulação ATM

As repercussões dessa massagem são tão grandes que ajudam não apenas no relaxamento e na tonificação dos músculos da face, como também no trabalho corporal de outras áreas do corpo. Muitas vezes, torna-se imprescindível trabalhar nessa articulação para se ter qualquer sucesso no relaxamento dos músculos cervicais, além de liberar ombros, melhorar audição e visão, pois, por conta de sua relação com alguns músculos da cabeça, ela se torna uma excelente manobra para melhorar as condições do ouvido interno, além de relaxar a musculatura extrínseca dos olhos que, seguindo as concepções deste trabalho, possibilita melhorar as condições visuais. É, por esse motivo, uma técnica muito utilizada no método Meir Schneider – Self-Healing®.

Figura 17.4 – Localização da região retromolar

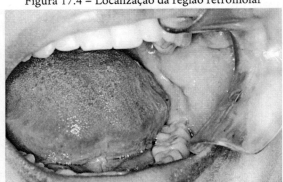

Fonte: L. C. Garves (2023)

A massagem é realizada na região retromolar (ver Figura 17.4), que fica após os dentes inferiores da mandíbula, alcançando os músculos pterigoideo medial e músculo temporal. Ao posicionar o dedo indicador na parte posterior do último dente mandibular (parte inferior da boca), você irá na direção exata desse ponto.

Figura 17.5 – Massagem na ATM (região retromolar e músculo masseter)

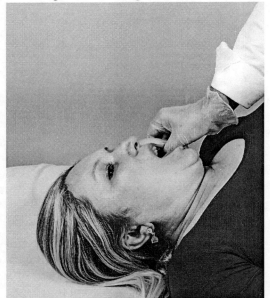

Fonte: L. C. Garves (2023)

Coloque uma luva de borracha ou vinil na sua mão e apoie o dedo polegar por fora, na região do masseter, e com o dedo indicador massageie a mesma posição pelo lado interno, de forma que o massageado receba a intervenção por dentro e por fora de sua boca (ver Figura 17.5). Algumas pessoas preferem realizar esse procedimento alternando o posicionamento desses dois dedos.

17.4. Manobra para o relaxamento da mandíbula.

Figura 17.6 – Mobilização passiva da mandíbula

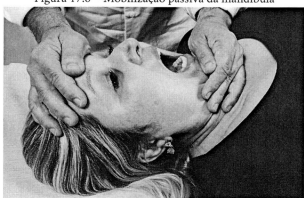

Fonte: L. C. Garves (2023)

É muito interessante realizar os procedimentos apresentados aqui após ter realizado a manobra na ATM. Peça ao paciente que abra a boca no seu máximo para alongar os músculos dessa ação. Agora faça você esse procedimento tentando, dentro do limite dele(a), abrir um pouco mais (ver Figura 17.6). Faça algumas vezes, procurando perceber onde há restrição de movimento.

Dê tapinhas ao longo da mandíbula, nos dois lados do rosto. Depois, mantenha os dedos firmes, deslizando-os com um pouco de creme, iniciando com pressão suave e, aos poucos, aprofunde o toque, colocando mais força nos dedos.

Com bastante suavidade, deslize as pontas dos dedos, das têmporas até o maxilar. Depois, das têmporas até a mandíbula.

17.5. Movimentos de contrarresistência sobre os músculos cervicais

Os movimentos contrarresistidos têm a finalidade de recrutar novas fibras musculares para a realização de um mesmo movimento, permitindo que determinados grupos musculares se tornem muito mais eficientes na execução de suas tarefas.

Figura 17.7 – Manobra de contrarresistência na cabeça

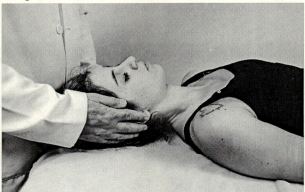

Fonte: L. C. Garves (2023)

Com o paciente deitado em supino, peça-lhe que mova a cabeça para a direita, enquanto você resiste ao movimento empurrando a cabeça dele no sentido oposto (ver Figura 17.7). Faça o mesmo quando ele mover a cabeça para esquerda, com você resistindo e empurrando-a para a direita. Utilize o mesmo procedimento com os movimentos de elevação e abaixamento da cabeça. Resista ao movimento, empurrando-a no sentido oposto.

17.6. Massagem no rosto

É no rosto que expressamos a maioria de nossas emoções. Para que isso ocorra, os músculos precisam ser contraídos. Entretanto, algumas dessas contrações, oriundas de situações difíceis e traumáticas, deixam marcas profundas no rosto, tanto na própria pele como nos tecidos conjuntivos em conexão com ele. Massagear o rosto com um toque terapêutico apropriado proporciona, em muitos casos, alívio emocional e sensação de bem-estar, além de proporcionar relaxamento no tônus e irrigação em toda área massageada.

Em geral, as sobressalências dessas contrações são tão pequenas que fica difícil localizá-las na palpação. Assim, realizar massagens seguindo a sequência das fibras musculares trará um resultado positivo para esse trabalho. Procure acompanhar a anatomia desses músculos, com suavidade nas pontas dos dedos. Aprofunde a pressão à medida que você sinta que os músculos estão mais aquecidos. Faça essa massagem utilizando um creme ou óleo.

Faça a sequência a seguir, seguindo a orientação das fibras musculares:

Figura 17.8 – Massagem de deslizamento da mandíbula a orelha

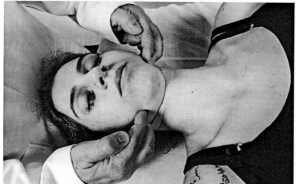

Fonte: L. C. Garves (2023)

- vá da mandíbula até atingir a parte posterior das orelhas (ver Figura 17.8);
- do nariz em direção às bochechas e têmporas;

Figura 17.9 – Toques suaves nas têmporas

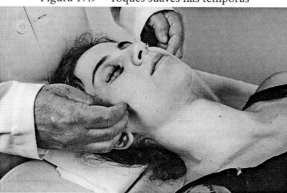

Fonte: L. C. Garves (2023)

- da ponta do nariz em direção às sobrancelhas;
- dedique um tempo extra entre as sobrancelhas;
- faça movimentos circulares com toque suave, na região das têmporas (ver Figura 17.9);

Figura 17.10 – Massagem de deslizamento na testa

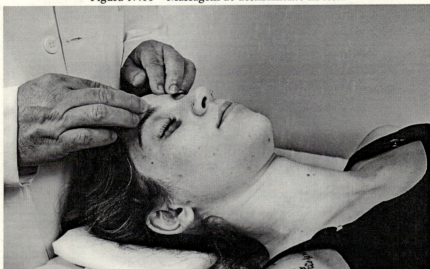

Fonte: L. C. Garves (2023)

- siga das têmporas em direção ao couro cabeludo;
- na testa, acompanhando as fibras musculares (ver Figura 17.10):

Uns dez minutos de massagem nessa região serão suficientes para trabalhar esses tecidos.

17.7. Massagem para o aperfeiçoamento da visão

Se o seu paciente está realizando uma massagem como complemento ou como parte de um trabalho para a melhoria da visão, além das massagens descritas anteriormente, acrescente:

Figura 17.11 – Massagem suave nos músculos orbicular dos olhos

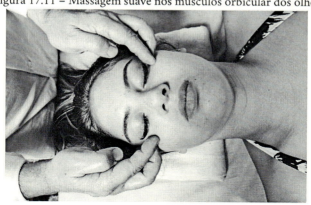

Fonte: L. C. Garves (2023)

a. Massagem no músculo orbicular dos olhos – Esse músculo tem a função de fechar os olhos e facilita no piscar, além de participar da regulação do fluxo lacrimal. Está localizado na órbita do olho e é possível percebê-lo quando o paciente pisca. Faça uma massagem suave com as pontas dos dedos ao redor dos olhos, em ambas as direções (ver Figura 17.11). Alterne essa massagem com exercícios de piscar os olhos.

b. Manobra de resistência nas pálpebras – Deposite seus dedos sobre a base das pálpebras e, ao solicitar que o paciente abra os olhos, resista com a pressão dos seus dedos (ver Figura 17.12).

c. Massagem sobre os cílios – Essa massagem tem o intuito de trazer consciência e facilidade para o piscar dos olhos, que deve ser feito com suavidade. Deslize os dedos sobre os cílios do paciente (ver Figura 17.13) e, em seguida, peça a ele que abra e feche suavemente os olhos. Dê o comando para ele visualizar que são os cílios que iniciam o movimento de abri-los e fechá-los. Dessa maneira, a pessoa consegue piscar sem pressionar as pálpebras sobre os olhos. Isso ajuda no relaxamento e no hábito de piscar com maior frequência e de forma suave, beneficiando os olhos na produção de lágrimas e em sua lubrificação.

Figura 17.12 – Manobra de resistência nas pálpebras

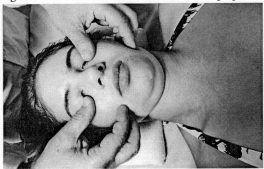

Fonte: L. C. Garves (2023)

Figura 17.13 – Massagem sobre os cílios

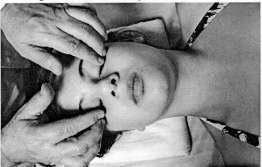

Fonte: L. C. Garves (2023)

Figura 17.14 – Massagem de deslizamento sobre as sobrancelhas

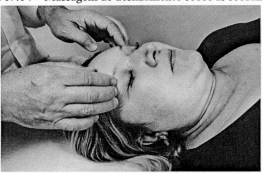

Fonte: L. C. Garves (2023)

d. Deslizamento sobre as sobrancelhas. Faça a massagem de deslizamento dos dedos sobre as sobrancelhas, indo com os dedos nos dois sentidos laterais (ver Figura 17.14). Esse toque ajuda na diminuição das tensões nessa área. Faça essa massagem várias vezes e com suavidade.

Figura 17.15 – Massagem entre os dois olhos e entre as sobrancelhas

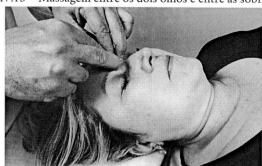

Fonte: L. C. Garves (2023)

e. Toque entre os dois olhos e entre as sobrancelhas. Essa massagem é feita com as pontas dos dedos na área localizada entre os dois olhos (ver Figura 17.15). Mantenha os dedos firmes e, quase sem levantá-los, vibre-os com os movimentos saindo pelos punhos.

17.8. Massagem para o couro cabeludo (rastelo)

Figura 17.16 – Massagem rastelo no couro cabeludo

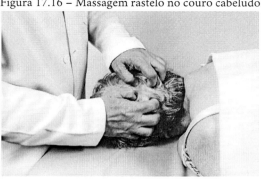

Fonte: L. C. Garves (2023)

Essa massagem é feita com as falanges distais de todos os dedos dobrados, dando uma conotação simbólica de um rastelo. Com o paciente deitado em decúbito ventral, com a cabeça apoiada em uma das faces, deslize as pontas dos dedos sobre o couro cabeludo (ver Figura 17.16). Deslize os dedos desde a nuca até o início da testa. Faça várias repetições com suavidade. Com o paciente apoiado sobre a outra face, repita o mesmo procedimento.

Puxe com bastante suavidade os fios de cabelo antes de dar sequência novamente com o deslizamento dos dedos sobre o couro cabeludo.

17.9. Torcicolo

Em casos de torcicolos, a massagem no pescoço deve ser realizada por último. Primeiramente você massageia a sola dos pés (ver Capítulo 20, "Integrando tronco em membros inferiores"), coxas, nádegas, ATM, seguidos dos músculos paravertebrais. Após manipular essas áreas, você poderá finalmente seguir com a orientação sobre como liberar os músculos cervicais no início deste capítulo. Se ainda persistir, faça as demais manobras deste capítulo.

18

INTEGRANDO A COLUNA VERTEBRAL

A integração da coluna vertebral se dá quando as partes que se conectam entre si — vértebras, ligamentos, músculos e anéis intervertebrais — estão alinhadas e bem posicionadas, de forma que a coluna possa desempenhar bem suas funções, que são:

- dar sustentação ao tronco, membros superiores e cabeça;
- proteger a medula espinhal, presente no interior de suas vértebras.

São 33 vértebras que compõem a **coluna vertebral**. Cada uma contém corpo, forame e um processo espinhoso, e elas estão separadas entre si pelos anéis discais (discos intervertebrais). Esses, por sua vez, são formados por um material fibroso e gelatinoso, composto por um núcleo pulposo e por um ânulo fibroso cuja finalidade é funcionar como amortecedores. As vértebras mantêm características similares de acordo com a região em que estão localizadas.

Figura 18.1 – Coluna vertebral

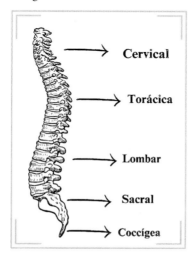

Fonte: banco de imagens do Canvas, retrabalhada pelo autor (2023)

- 7 cervicais
- 12 torácicas
- 5 lombares
- 5 sacrais (fundidas entre si)
- 4 coccígeas (fundidas entre si)

A coluna vertebral torna-se vulnerável todas as vezes que usamos os membros (braços e pernas) de forma inadequada, ou quando ela mesma se encontra numa postura imprópria. Por exemplo, com 10 minutos numa posição com o tronco curvado para frente, os músculos paravertebrais — que participam no suporte e no alinhamento das vértebras — podem entrar em fadiga, provocando desgastes nos ligamentos que os sustentam. Esses, por serem muitos inervados, acabam gerando dores. Os discos intervertebrais podem também sofrer sobrecargas desiguais sobre eles, gerando estresse ou lesões. Quase sempre as costas mantêm-se contraídas, devido às compensações inadequadas resultantes de uma má postura. Em todos esses casos, devemos proporcionar ajuste tônico que inclui uma boa massagem.

Mesmo que seu paciente não sinta dores nas costas, você pode checar se ele está tendo uma boa postura, evitando assim problemas futuros. Uma boa maneira de perceber isso é notar se há desconforto ou dor quando ele estiver sentando adequadamente. A postura é adequada quando o quadril está levemente inclinado para frente (em anteroversão), de forma que também se sinta a presença dos ossos ísquios sobre o assento do banco ou da cadeira. É possível senti-los puxando as laterais dos dois lados das nádegas. Nessa postura a coluna vertebral, um amontoado de vértebras empilhadas, encontrará, de forma natural, o seu alinhamento e a sua melhor postura.

Porém, muitos consideram como natural a postura errada (torta). Isso se dá devido à somatória de movimentos e hábitos posturais errados. Apesar de ser esse um padrão que infelizmente provoca dor e desconforto, será apenas com o passar dos anos, quando já instaurados desgastes ou lesões, que a pessoa se dará conta dessa situação.

Em todos os casos, a dor deve ser sempre acolhida pelo terapeuta corporal que, além de estender suas mãos com os toques terapêuticos, deve gastar um tempo de sua sessão na orientação sobre a boa postura corporal. Vale lembrar que é muito mais fácil fazer uma prevenção do que uma correção postural, que requer atenção consciente por parte do paciente. Nesse caso, o terapeuta corporal deve saber dosar correção postural com a terapêutica que alivia dor. Deve-se lembrar de que correção postural leva um tempo.

Sua massagem deve ser eficiente também para esses ajustes, e o tempo para o restauro varia de pessoa para pessoa, de acordo com o grau de comprometimento individual. Nenhum radicalismo postural deve ser imposto. Com suavidade, aliviando sua dor, pouco a pouco seu paciente saberá se ajustar na nova maneira de se sentar e se movimentar.

18.1. Observação e orientação postural

Costumo recomendar aos meus alunos que observem a maneira de seu paciente se sentar. Observe estas duas possibilidades:

Figura 18.2a – Postura sentada com coluna desalinhada

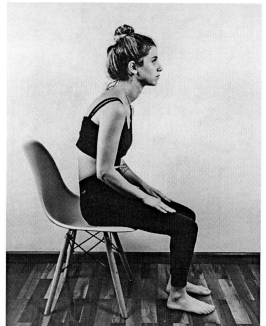

Fonte: L. C. Garves (2023)

Pessoa sentada com as costas curvadas (ver Figura 18.2a) – A maioria das pessoas se senta assim, escorando suas costas no encosto da cadeira, opção essa que impossibilita manter o alinhamento da coluna vertebral.

Figura 18.2b – Postura sentada com coluna alinhada

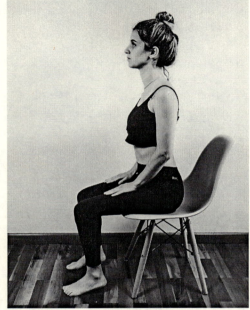

Fonte: L. C. Garves (2023)

Pessoa sentada com a coluna ereta (ver Figura 18.2b) – Observe a correção que ocorre no quadril, que está em anteroversão (para frente).

Ao notar que ele está sentado de forma incorreta, pode ser um bom momento para solicitar-lhe que se sente de forma correta por alguns minutos. Em seguida, dê-lhe uma folha com o mapeamento corporal[74] para ele registrar os locais de dor e desconforto ao ficar nessa "correta" posição.

Com isso, você já terá um registro fundamental para saber onde deve massageá-lo, alongá-lo e orientá-lo com os exercícios de relaxamento e fortalecimento, deixando claro que a meta é a correção postural, juntamente ao alívio de dor quando for o caso — mesmo sabendo que essa é uma tarefa árdua, pois muitos apenas querem uma massagem relaxante, sem se importar

---

[74] Ver p. 218, no Capítulo "Considerações sobre a anamnese e planejamento das sessões terapêuticas".

com o ganho de consciência. Sobre isso, converse francamente com o seu paciente durante a sessão.

18.2. Massagem nos músculos paravertebrais

O toque de soltura foi apresentado no Capítulo 5, "Tecido muscular", e é essa a massagem que deve ser utilizada com bastante frequência, ao longo dos músculos paravertebrais[75], com o intuito de liberar as tensões musculares desses importantes músculos, responsáveis pela estabilidade na coluna vertebral, sobretudo na região lombar. Se a região lombar estiver encurtada, pode haver aumento da curvatura nessa região, provocando hiperlordose. Sobre isso, veremos mais adiante. Pela extensão e importância que têm com todo o tronco, os músculos paravertebrais precisam ser massageados para receber suporte, sempre que for trabalhar pensando na coluna vertebral. Esses músculos são responsáveis pela extensão e sustentação das vértebras.

Aplique a massagem de soltura (Capítulo 5, "Tecido muscular", p. 58) ao longo de toda extensão da coluna torácica, lombar e sacral. Alterne esse procedimento ao longo de uma única sessão com os movimentos programados e com as outras técnicas de toque terapêutico. Você pode perceber que trabalhar com os membros (braços e pernas) e o abdômen pode ser muito bom para ajudar a soltar as tensões desses músculos.

Massagem com intencionalidade para ativação dos pequenos músculos paravertebrais

Fazem parte do grupo paravertebral os músculos localizados nas camadas mais profundas da coluna, os **multífidos** e os **rotadores**, pequenos músculos que estão conectados às vértebras transversalmente. Além de protegerem as articulações vertebrais, dos movimentos mais brutos, realizam extensão, flexão lateral e rotação da coluna vertebral. Assim, contribuem para o controle do tônus e a mobilidade da coluna.

Após soltar as camadas mais superficiais dos paravertebrais, faça toques de soltura, com os dedos posicionados em diagonal, em paralelo às vértebras e a coluna vertebral, com a intenção de liberar tensões desses pequeninos músculos (ver Figura 18.3).

---

[75] Os músculos paravertebrais estão distribuídos e organizados ao longo das vértebras. São eles: eretores da espinha (em paralelo, músculo iliocostal, longuíssimo e espinal), semiespinhais da cabeça, do pescoço e do tórax, multífidos e rotadores.

Figura 18.3a – Massagem de soltura nos músculos multífidos e rotadores

Fig 18.3b – Músculos Multífedos

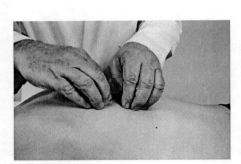
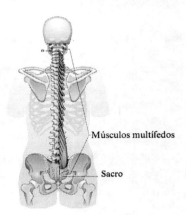

Fonte: L. C. Garves (2023)

Fonte: VectorMine/Depositphotos.com (2022)

A cada dez minutos de massagens com essa intencionalidade, peça ao paciente para sentar-se e realizar movimentos circulares com o tronco. Alterne algumas vezes esses movimentos com as massagens até perceber que os movimentos circulares ficam cada vez mais livres à medida que você trabalha com eles.

18.3. Curvaturas da coluna vertebral

A coluna vista de frente é reta, ao passo que vista lateralmente mantém algumas curvaturas, a saber:

a. Lordose cervical – concavidade virada para trás na região da cervical.
b. Lordose lombar – concavidade virada para trás na região da lombar.
c. Cifose torácica – concavidade virada para frente na região torácica.
d. Sacrococcígea – concavidade virada para frente na região do sacro.

São curvaturas naturais da coluna vertebral e, portanto, necessárias para o equilíbrio na distribuição das forças que atuam sobre as vértebras. Com elas acentuadas, pode ser um problema para o seu paciente. Assim, e longe de querer esgotar esse assunto, a seguir são apresentadas algumas sugestões de procedimentos corporais para a retomada do equilíbrio postural da coluna vertebral.

18.3.1. Cifose torácica

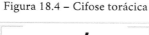

Figura 18.4 – Cifose torácica

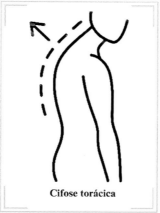

Fonte: banco de imagens do Canvas, retrabalhada pelo autor (2023)

Figura 18.5 – Movimento dos braços em círculos e deitado sobre uma bola

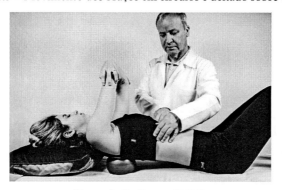

Fonte: L. C. Garves (2023)

a. O paciente deve estar deitado em supino, com uma bola de uns 15 cm de diâmetro abaixo e centralizada entre suas escápulas; os joelhos devem estar dobrados e a cabeça sobre uma almofada ou travesseiro, de forma que o pescoço fique na horizontal (ver Figura 18.5). Com a mão direita apoiada no cotovelo esquerdo e a mão esquerda sobre o cotovelo direito, peça ao paciente que mova os braços em movimentos circulares. Enquanto isso, você massageia a região torácica com o toque de soltura, colocando as mãos por baixo das costas.

Figura 18.6 – Massagem tapping com paciente na posição de quatro apoios

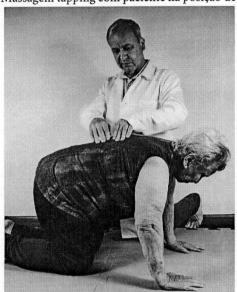

Fonte: L. C. Garves (2023)

b. Em posição de quatro apoios, peça ao paciente que mova a torácica para cima e para baixo. Enquanto isso, massageie com o toque de *tapping* essa região que está sendo movimentada com o exercício (ver Figura 18.6).
c. Com o paciente deitado em prono, com as mãos apoiadas na maca, peça a ele que estique os braços, de forma que as costas fiquem curvadas com a convexidade para trás (em extensão). Nos casos de dificuldade em permanecer nessa posição, oriente para que ele mantenha os braços dobrados, apoiando-se sobre os antebraços e cotovelos. Nessa posição, massageie com o toque de soltura os músculos da região torácica (ver Figura 18.7). Certifique-se que o paciente não sinta dor nessa posição.

Figura 18.7 – Massagem com a coluna em extensão

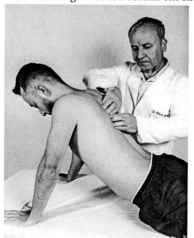

Fonte: L. C. Garves (2023)

18.3.2. Hiperlordose

Figura 18.8 – Hiperlordose

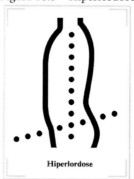

Fonte: banco de imagens do Canvas, retrabalhada pelo autor (2023)

  É na região lombar onde ocorre o maior número de queixas de dor na coluna vertebral, podendo serem muitos os motivos da dor. Quanto maior for a dor, mais suave deve ser o toque local. Você pode começar o trabalho com o paciente em decúbito ventral, deslizando as mãos nessa área com movimentos circulares. Utilize óleo ou creme e faça pressão com bastante suavidade. Havendo inflamação, use apenas as pontas dos dedos e, com muita suavidade, faça o toque de **reconstrução** (ver p. 68, Capítulo 6, "Alterações no tônus muscular"). O ideal é fazer alternância com compressas frias. A compressa ajuda a diminuir a inflamação, e tem efeito de analgesia (alívio de dor).

Figura 18.9 – Massagem de soltura na lombar

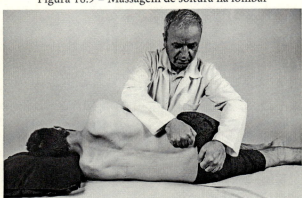

Fonte: L. C. Garves (2023)

a. Com o paciente em decúbito lateral, a perna posicionada acima deve estar à frente, deslizando algumas vezes, indo em direção à cabeça e na direção dos pés. Simultaneamente a esse movimento, faça massagem de **soltura** sobre a região lombar (ver Figura 18.9).

Figura 18.10 – Massagem *tapping* nos glúteos com o paciente em quatro apoios

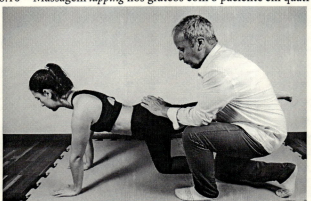

Fonte: L. C. Garves (2023)

b. Com o paciente na posição de quatro apoios, e com uma das pernas levantadas, faça massagem *tapping* nos glúteos e na parte posterior dessa coxa suspensa (ver Figura 18.10). Você pode apoiar a coxa, segurando-a por baixo com um dos seus braços, enquanto faz massagem com a outra mão.

Nos dois próximos capítulos, veremos outras manobras que beneficiam a coluna lombar.

18.3.3. Escoliose

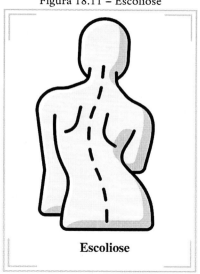

Figura 18.11 – Escoliose

Fonte: banco de imagens do Canvas, retrabalhada pelo autor (2023)

A escoliose é uma curvatura na coluna vertebral formando um "S" ou um "C" visto de costas. Pode ser de origem congênita, ou seja, a pessoa já nasce com essa configuração anatômica, ou ainda postural ou idiopática (de causa desconhecida).

Os casos congênitos, em geral, ocorrem por deformidades nas vértebras ou fusão das costelas durante o período de formação do feto. A escoliose postural se desenvolve mais em crianças ou adolescentes, em decorrência de má postura ou por peso desigual em um dos lados nas costas. Também há os casos originados por desordens neuromusculares, que têm como consequência o desenvolvimento desigual dos músculos das costas, levando o desequilíbrio na sustentação das vértebras.

Em ambos os casos, a escoliose pode trazer inconvenientes, como dores, fadiga e diferença de altura nos ombros e nos quadris, além de problemas respiratórios.

Figura 18.12 – Movimento para fortalecer parte fraca da lombar

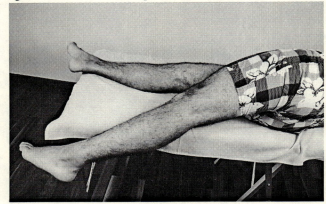

Fonte: L. C. Garves (2023)

Ao realizar massagem numa pessoa com escoliose, você precisa ter claro o grau de comprometimento, considerando o estado dos músculos que acompanham suas vértebras e o estado das próprias vértebras. Em geral, iremos encontrar numa mesma coluna partes em que os músculos se encontram encurtados e tensos, e músculos fracos ou atrofiados. Nesse caso, você deverá fazer massagem de soltura nessa região mais tensa, e massagem de suporte na parte mais fraca e com baixo tônus.

Nesses casos, a orientação dos exercícios deve ocorrer ao mesmo tempo que se faz a massagem. Por exemplo, há casos de escoliose em que uma mesma lombar mantém um dos lados fraco e o outro mais tenso. Nesses casos, deve-se relaxar com massagem de **soltura** a parte tensa, e a mais fraca deve ser estimulada com massagem de **suporte e exercícios de fortalecimento**. Assim, em seguida às massagens, o paciente deve ser orientado para deitar-se em decúbito lateral, de forma que a parte mais fraca da lombar fique posicionada para cima. Com ele deitado bem na borda da maca, deixe a perna ir para fora e para baixo da superfície sobre a qual está deitado na maca (ver Figura 18.12). Com a perna movendo-se para baixo da maca e subindo e indo para frente do corpo, essa parte da lombar será fortalecida. Esse exercício deve ser repetido ao menos umas vinte vezes.

Outros exercícios seguindo esses princípios de alternância com as massagens podem ser encontradas na bibliografia de Schneider.

18.4. Dor na coluna: considerações

A seguir, apresentamos algumas considerações adicionais para manter a boa saúde da coluna vertebral do seu paciente.

- Em geral, a dor que surge na coluna vertebral ocorre quando o esforço que ela tem que suportar é maior que sua capacidade, podendo comprometer não apenas as vértebras, mas também discos, articulações, ligamentos e músculos. A dor pode ser por algo que aconteceu recentemente ou pode ter se originado num tempo mais remoto, agravando-se ao longo do tempo desde sua ocorrência.

- A massagem deve ajudar na reparação dos ajustes tônicos, relaxando umas partes e fortalecendo outras.

- O alongamento pode ajudar seu paciente a ter boa mobilidade, porém em excesso pode não ser favorável para manter uma boa sustentação tônica. É bom que haja alternância entre massagem, alongamentos e exercícios que ajudem no equilíbrio tônico.

- Não devemos desprezar o trabalho corporal de base para a manutenção da boa saúde na coluna. Meir Schneider costumava dizer em suas aulas que os isquiotibiais suportam o ombro e os dedos dos pés suportam o pescoço e a nuca. Nesse sentido, exercícios de relaxamento, seguidos de fortalecimentos para a base dos pés, devem ser estimulados sempre que se pensar num tratamento educativo para a coluna vertebral.

- O desequilíbrio na cabeça, incluindo as dificuldades visuais, também pode comprometer a coluna cervical e consequentemente a lombar, tendo em vista a relação que existe entre cabeça, pescoço e lombar. Nesse caso, melhorando a visão, haverá melhoras no aspecto tônico da cabeça e do pescoço. No método Meir Schneider – Self-Healing®, você encontrará muitas orientações a esse respeito.

19

INTEGRANDO TRONCO E MEMBROS SUPERIORES

Conforme vimos no Capítulo 13, "O corpo parado", para manter a estabilidade do tronco — a parte móvel e mais vulnerável do corpo —, as cinturas pélvicas e escapulares devem estar com suas articulações livres e estabilizadas. Para se conseguir essa estabilidade, os músculos devem funcionar sem contrações excessivas e com relativa força, de modo a não comprometer o tronco e a coluna vertebral.

Para isso consideramos como ponto inicial o relaxamento do ombro, que deve ser massageado e liberado com as manobras listadas a seguir. A massagem no ombro promove um aumento em sua mobilidade, principalmente para a flexão e a abdução, reduzindo assim a dor[76].

Neste capítulo veremos algumas manobras e exercícios para ajudar a cintura escapular, estabilizando e integrando a ligação dos membros superiores com o tronco. Por ser essa cintura de estrutura multiarticular, recebendo cargas desiguais, está sujeita a estresse e lesões. Assim, a estabilidade deve ser pensada contemplando o membro superior como um todo, massageando e aplicando exercícios desde as mãos, antebraços, braços e ombros, além do próprio tronco.

19.1. Liberação das tensões na caixa torácica

É comum verificarmos rigidez no tórax, e a perda da sua flexibilidade pode se dar por vários motivos, entre eles a própria tensão muscular, hábitos de respiração curta e má postura. Algumas emoções podem levar o indivíduo a manter os músculos contraídos, numa reação do sistema nervoso autônomo de defesa orgânica, o que inevitavelmente gera uma respiração curta. Como já visto no capítulo "Sistema respiratório", entre as emoções que levam a essa condição temos ansiedade, depressão, sentimentos de

---

[76] YEUN, Y. R. Effectiveness of massage therapy on the range of motion of the shoulder: a systematic review and meta-analysis. *J. Phys. Ther. Sci.*, [s. l.], v. 29, n. 2, p. 29, p. 365-369, 2017b.

pesar, entre outras. As tensões adquiridas produzem rigidez nos músculos da parede do tórax, comprometendo, algumas vezes, os vasos sanguíneos que irrigam o coração.

A prática a seguir ajuda na liberação dessas tensões.

Figura 19.1 – Massagem de soltura com movimento da caixa torácica

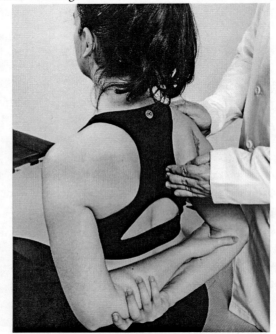

Fonte: L. C. Garves (2023)

Com o paciente sentado e com as mãos cruzadas, atrás do quadril, peça-lhe que mova a caixa torácica para frente e para trás. Observe se o ombro conduz o movimento ou se ele consegue mover de forma isolada. Para ajudar, primeiro mova apenas a caixa torácica; depois os ombros. Alterne algumas vezes esses dois movimentos. Após dez repetições de cada movimento, coloque suas mãos atrás, nas costas do paciente, e massageie com o toque de **soltura** as laterais das escápulas (ver Figura 19.1). Certamente seu toque beneficiará o isolamento da caixa torácica, promovendo assim uma melhor mobilidade nessa região.

Massagem entre as costelas

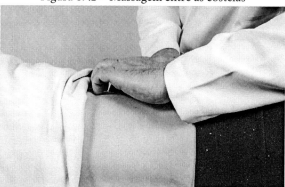

Figura 19.2 – Massagem entre as costelas

Fonte: L. C. Garves (2023)

Com o paciente deitado em supino, mantenha seus dedos livres e com as articulações interfalângicas flexíveis para deslizar sobre os espaços entre as costelas (ver Figura 19.2). Use um creme ou óleo para isso.

Massagem ao redor das costelas

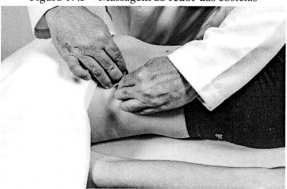

Figura 19.3 – Massagem ao redor das costelas

Fonte: L. C. Garves (2023)

Proceda da mesma forma como descrito na técnica anterior, mantendo os dedos deslizando desde as costas até a parte anterior do tronco (ver Figura 19.3). O paciente também pode estar deitado em decúbito lateral.

Movimento lateral dos ombros

Figura 19.4 – Mobilização passiva dos ombros

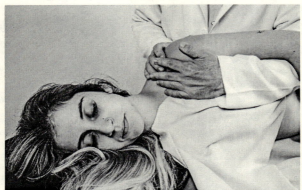

Fonte: L. C. Garves (2023)

Ainda em decúbito lateral, apoie uma das mãos na frente dos peitorais e a outra atrás, no ombro. Mova o ombro passivamente em movimento circular (ver Figura 19.4) Pare e faça massagem de **soltura** nessa área. Alterne algumas vezes essas duas técnicas, a de girar o ombro e a massagem de soltura.

Sacudir o braço do paciente

Figura 19.5 – Movimento passivo do braço

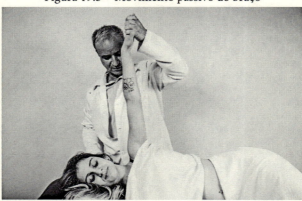

Fonte: L. C. Garves (2023)

Com o paciente deitado em decúbito lateral, num colchonete no chão, ou na maca, segure a mão dele com suas duas mãos apoiando sobre o osso do carpo. Mova-a sacolejando com o intuito de relaxar não só a mão, mas o braço, o antebraço e o ombro (ver Figura 19.5). Repita essa mesma sequência no outro lado.

Massagem de rolamento nos peitorais.

Figura 19.6 – Massagem de rolamento nos peitorais

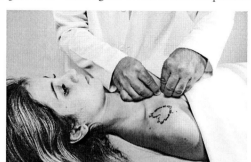

Fonte: L. C. Garves (2023)

Essa massagem ajuda a retirar tensões dos peitorais e melhorar a circulação nessa região. Com os dedos em formato de pinça, puxe a pele (ver Figura 19.6) com o intuito de liberar tensões locais.

19.2. Liberação da escápula

Figura 19.7 – Manobra para alongar escápula e peitorais

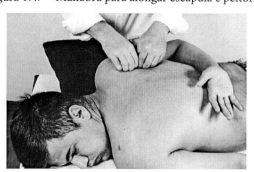

Fonte: L. C. Garves (2023)

Com o paciente em decúbito ventral, com o rosto virado para a esquerda e com o braço direito dobrado atrás de suas costas, mantendo o dorso de sua mão encostada na torácica, coloque uma almofada embaixo do ombro direito para elevar um pouco o ombro direito. Afunde suas mãos abaixo da escápula direita do paciente, alongando a escápula e os músculos peitorais (ver Figura 19.7). Faça isso por umas cinco vezes.

Com o paciente em decúbito lateral e a cabeça sobre um travesseiro ou almofada, repita o procedimento anterior, agora suspendendo o paciente com a mesma manobra de afundar seus dedos e mãos pela parte posterior da escápula. Procure realizar o alongamento sempre que ele estiver expirando.

19.3. Massagem profunda no osso esterno

Figura 19.8 – Massagem no osso esterno

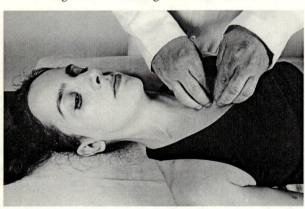

Fonte: L. C. Garves (2023)

Coloque óleo ou creme nas pontas dos seus dedos e deslize-os nas laterais do osso esterno, ajudando a manter a mobilidade dessa área (ver Figura 19.8). Após o deslizamento, sacuda os dedos com o intuito de relaxar as camadas mais profundas.

19.4. Manobras de contrarresistência

Pratique as manobras de contrarresistência descritas no Capítulo 8, "Tecidos de suporte", p. 100.

Mobilização passiva das articulações dos membros superiores

Pratique as manobras descritas no Capítulo 8, "Tecidos de suporte", p. 94.

19.5. Massagens nas mãos

Figura 19.9 – Massagem nas mãos

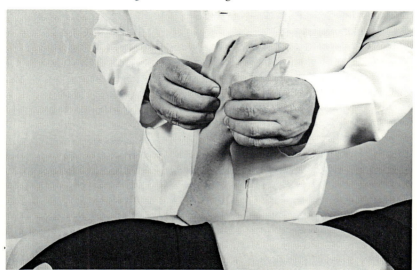

Fonte: L. C. Garves (2023)

Com o paciente em decúbito dorsal, inicialmente lhe peça para abrir e fechar suas mãos com o intuito de sentir o grau de tensões e a facilidade ou dificuldade para a realização desse movimento. Com creme ou óleo, massageie o dorso das mãos procurando sentir os espaços que há entre os ossos do carpo. Utilize as pontas dos dedos polegares para deslizar sobre o dorso da mão do paciente (ver Figura 19.9). Repita o mesmo procedimento, agora massageando a palma das mãos. Deslize as pontas dos polegares sobre a parte anterior da mão.

Oriente o paciente para novamente abrir e fechar as mãos e perceber se houve alteração na sensação e na facilidade do movimento.

20

INTEGRANDO TRONCO E MEMBROS INFERIORES

Dando sequência aos procedimentos realizados no capítulo anterior, as manobras realizadas neste capítulo visam também à sustentação do tronco e da coluna vertebral, além de ajudar na sustentação da cintura pélvica.

20.1. Sustentação do quadril

Se você quer preservar a marcha do paciente, sobretudo se ele estiver numa idade avançada, deverá programar manobras e toques terapêuticos que beneficiem a força e a mobilidade no quadril. Pessoas com dores na lombar também se favorecem quando essa região está forte e livre para a realização de movimento.

Siga com os procedimentos a seguir.

Figura 20.1 – Resistindo ao movimento de dobrar a perna

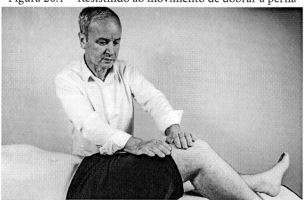

Fonte: L. C. Garves (2023)

- Em decúbito dorsal, solicite ao paciente para dobrar o joelho de uma das pernas, arrastando o calcanhar sobre o colchonete ou maca. Ao mesmo tempo apoie suas mãos sobre sua coxa do paciente para contrarresistir o movimento (ver Figura 20.1). Alterne essa manobra com massagem de **suporte** sobre a parte anterior da coxa (nos músculos quadríceps da coxa). Faça cinco repetições de cada procedimento, da massagem e do exercício contrarresistido. Repita igualmente na outra perna.

Figura 20.2 – Massagem de suporte sobre os glúteos

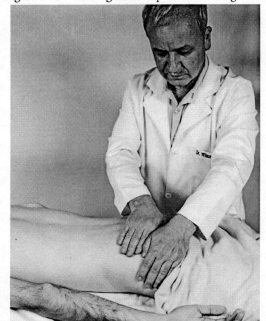

Fonte: L. C. Garves (2023)

- Em decúbito ventral, com um dos joelhos dobrados, peça para o paciente levantar e abaixar essa perna por dez vezes. Depois, com a perna abaixada, faça massagem de **suporte** sobre os glúteos (ver Figura 20.2) e na parte posterior da coxa (músculos isquiotibiais). Alterne entre a massagem (uns três minutos) com dez repetições de levantar da perna dobrada, cinco vezes cada procedimento. Repita na outra perna.

- Em decúbito lateral, mantenha a perna superior à frente, com o joelho levemente dobrado. Peça ao paciente para mover a perna para frente e para trás, em movimento de flexão e extensão, por dez vezes. Ao mesmo tempo que movimenta a perna, massageie a região lombar com o toque de **soltura** (ver no Capítulo 18, "Integrando a coluna vertebral", p. 256).

Figura 20.3 – Massagem de *tapping* na lombar e glúteos enquanto paciente move o quadril

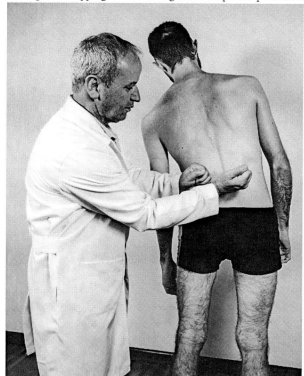

Fonte: L. C. Garves (2023)

- Com o paciente em pé, com os pés posicionados em alinhamento com o quadril, solicite ao paciente para movimentar o quadril em movimentos circulares, indo dez vezes para cada direção. Ao mesmo tempo, realize massagem de *tapping* sobre a região lombar e glútea do paciente (ver Figura 20.3).

Figura 20.4 – Massagem de deslizamento sobre o abdômen

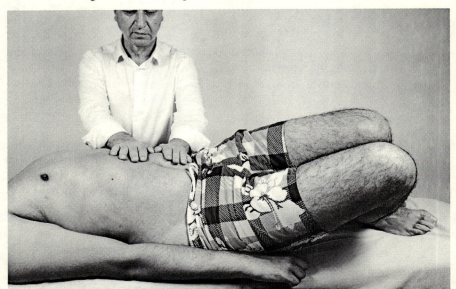

Fonte: L. C. Garves (2023)

- Com o paciente em decúbito dorsal e joelhos dobrados, peça para ele mover seus joelhos para direita e para esquerda, por dez vezes, mantendo os pés bem apoiados no colchonete ou na maca. Ao mesmo tempo, massageie seu abdômen com massagem de **deslizamento horizontal** (ver Figura 20.4), utilizando creme ou óleo. Suas mãos se movem indo na direção oposta ao do movimento das pernas do paciente, massageando e dando tonicidade a essa parte anterior do paciente.

20.2. Liberação do músculo iliopsoas

Esse músculo tem uma importância grande na sustentação e na mobilidade do quadril, além de proporcionar equilíbrio gravitacional ao indivíduo em pé. Em muitos casos de encurtamento, dificuldades de marcha e lombalgias (inflamações e dores na região lombar), o paciente precisará dessa importante manobra.

Figura 20.5 – Manobra no músculo iliopsoas

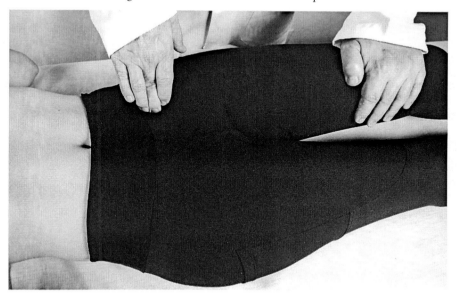

Fonte: L. C. Garves (2023)

O paciente deve estar em decúbito dorsal, manter os dois joelhos dobrados e os pés bem apoiados no colchonete. Peça-lhe que mova ambas as pernas para direita e esquerda para ter a percepção de como se encontra sua região lombo-sacra e com que facilidade movimenta suas pernas. Com uma das pernas esticadas, ao dobrá-la novamente você deverá contrarresistir ao movimento colocando força de sua mão sobre a parte anterior da coxa, impedindo que o paciente levante essa perna. Ao mesmo tempo, você deverá estar com os dedos da outra mão na região anterior e lateral do quadril para perceber a contração do músculo iliopsoas. Quando o paciente relaxar e esticar a perna, você aperta com muita delicadeza (ver Figura 20.5) — e nunca além dos limites de dor e sensibilidade dele — essa área (iliopsoas) para o relaxamento desse músculo.

Essa é uma manobra em que as pessoas se queixam de dor, assim você deve consultar o paciente sobre o seu limiar de dor durante essa prática. Repita mais duas vezes essa manobra, passando depois para a outra perna.

20.3. Alongamento com movimento nos músculos da coxa

Figura 20.6 – Massagem de tapotagem com alongamento dos músculos quadríceps da coxa

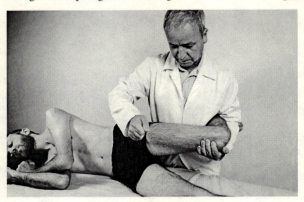

Fonte: L. C. Garves (2023)

- Com o paciente em decúbito lateral, posicione-se atrás dele e puxe a perna para trás para alongar o músculo iliopsoas (ver Figura 20.6). Com uma mão, mantenha o alongamento. Ao mesmo tempo, com a outra mão (em punho) dê tapinhas na parte anterior da coxa, facilitando assim o estiramento. Alterne por cinco vezes essa massagem de **tapotagem** com o alongamento dos músculos quadríceps e a manobra a seguir.

Figura 20.7 – Massagem de tapotagem com alongamento dos músculos isquiotibiais

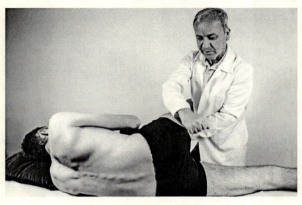

Fonte: L. C. Garves (2023)

- Com o paciente ainda em decúbito lateral, posicione-se à frente dele. Puxe a perna para frente, com o intuito de alongar os músculos isquiotibiais (localizados na parte posterior da coxa) (ver Figura 20.7). Com uma das mãos, mantenha a perna estirada. Com a outra mão, realize a massagem de **tapotagem** (com a mão em punho) sobre os músculos da coxa que estão sendo alongados. Para ajudar no alongamento, peça ao paciente para mover o pé do lado alongado em movimento circular.

Figura 20.8 – Massagem sobre os músculos da panturrilha

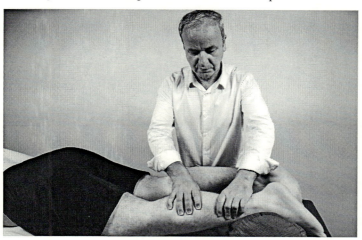

Fonte: L. C. Garves (2023)

- Dê uma pausa no alongamento para massagear, com toque de **amassamento**, **soltura** e **deslizamento** dos dedos, os músculos da panturrilha (ver Figura 20.8). Quando retornar aos dois alongamentos anteriores após essas massagens, poderá perceber que esses músculos conseguirão um estiramento bem maior.
- Com o paciente em decúbito dorsal, mova um dos membros inferiores em movimento circular, liberando os músculos e a articulação da cintura pélvica. Mova o joelho desse mesmo lado em movimento circular. Por último gire o pé.
- Repita toda essa sequência no outro lado.
- Termine essa série com massagem de **soltura** sobre a lombar.

20.4. Manobras com o paciente sentado

Figura 20.9 – Massagem de liberação miofascial da região lombar

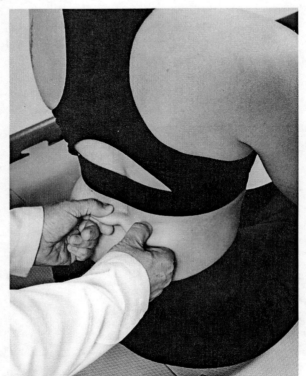

Fonte: L. C. Garves (2023)

Peça ao paciente para sentar na maca ou no chão, com as pernas dobradas, em posição lótus, como é chamado pelos orientais. Nessa postura, peça a ele para mover a coluna lombar para frente e para trás. Ao mesmo tempo, faça uma massagem de tapotagem na área em movimento. Repita esse movimento por dez vezes. Puxe a pele na região lombar, com a manobra de **liberação miofascial** (ver Figura 20.9). Ao mesmo tempo, peça ao paciente que continue movendo a lombar para frente e para trás. Ainda nessa posição, peça para o paciente mover o quadril em movimento circular, enquanto você continua com movimento de tapotagem na área em que ele se movimenta.

20.5. Massagem nos pés

Figura 20.10 – Massagem nos pés

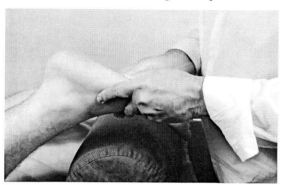

Fonte: L. C. Garves (2023)

- Com o paciente deitado em decúbito ventral, e com um pequeno rolo ou almofada debaixo dos tornozelos dele, inicie a massagem deslizando os dedos polegares de ambas as mãos sobre a planta do pé (ver Figura 20.10). Utilize creme ou óleo para a massagem. Inicie seu toque no calcanhar, deslizando-os em direção aos artelhos. Ainda com massagem de **deslizamento,** faça o mesmo no dorso e nas laterais do pé, utilizando todos os dedos das mãos para essa massagem. Faça o mesmo no outro pé.

Figura 20.11 – Movimento contrarresistidos nos artelhos

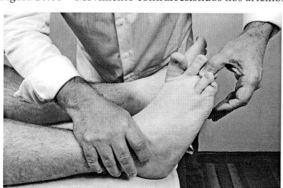

Fonte: L. C. Garves (2023)

- Com o paciente em decúbito dorsal, mova cada artelho do pé em movimento circular, dez vezes em cada direção, trabalhando todos os dedos do pé. Na sequência, com a ajuda do paciente, faça movimentos contrarresistidos em cada dedo em separado. Peça ao paciente para movimentar um dos dedos para cima enquanto você o empurra para baixo. Depois, com ele movendo o dedo para baixo, você empurra para cima (ver Figura 20.11). Faça o mesmo para os lados, resistindo ao movimento, tanto para direita quanto para esquerda. Faça isso com os demais artelhos deste e depois do outro pé.

- Mova o pé em movimento circular, passivamente, umas dez vezes em cada direção. Apoiando sua mão no metatarso, faça movimentos de sacolejo com o pé, umas dez vezes também. Repita no outro pé.

20.6. Dissociação das cinturas escapular e pélvica

Com o intuito de facilitar a estabilidade dos três centros gravitacionais do corpo, propomos uma prática que é muito utilizada na terapêutica do Método Meir Schneider – Self-Healing®, que será feita, primeiramente, com a ajuda do terapeuta e, depois, de forma ativa, com o paciente praticando sozinho. O objetivo do procedimento a seguir é facilitar tanto a dissociação da cintura pélvica quanto a da cintura escapular. O bom resultado da mobilidade na cintura pélvica se verifica tanto no ganho de espaço articular, quanto na maior mobilidade entre os membros inferiores e o tronco. Isso também acontece em relação à cintura escapular: ganho de espaço articular e melhora da mobilidade entre os membros superiores e o tronco.

Novamente utilizamos a explicação de Bienfait[77] para entender como ocorre esse ajuste gravitacional, e como a função estática é assegurada por essas duas cinturas. Quando o corpo está em pé, parado, ele está submetido a duas forças que atuam diretamente sobre ele: uma ascendente (do chão para o corpo) e outra descendente (do corpo para o chão).

A força ascendente é resultante do peso aplicado pelo corpo que, por meio dos pés, "empurram" o solo. Nesse caso, o equilíbrio estático é garantido com as condições harmônicas e presentes nos membros inferiores e no tronco. É a **cintura pélvica** que serve de elo de adaptação entre tronco e membros inferiores.

---

[77] BIENFAIT, 2000.

Por outro lado, a força descendente, atuante como uma condição do próprio corpo para manter-se em pé, necessita de uma boa condição tônica da região cervicocefálica (pescoço/cabeça) e do tronco para garantir a posição parada (estática). Nesse caso, é a **cintura escapular** que faz a adaptação entre tronco e região cervicocefálica.

Devemos considerar, em nossa terapêutica, não apenas as necessidades do corpo fragilizado, que sofre com alterações estruturais devido às compensações de ajuste gravitacional, mas também as do corpo saudável, numa perspectiva preventiva de manutenção da boa saúde do corpo, evitando-se desgastes futuros. Para isso, nossa ação deve privilegiar o ganho de mobilidade e consciência corporal dessas articulações tão importantes para o ajuste biomecânico permanente.

Exercício

O paciente deve estar deitado em decúbito lateral, com lado direito para cima e mão direita apoiada à sua frente, na superfície do colchonete ou da maca em que se encontra deitado. Solicite a ele que gire o ombro primeiramente no sentido horário (10 vezes), depois no sentido anti-horário (10 vezes).

Figura 20.12 – Movimento passivo nos ombros

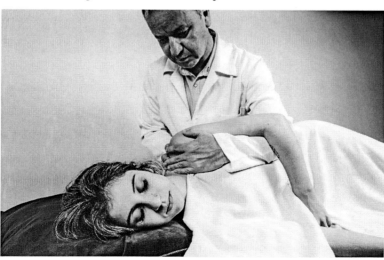

Fonte: L. C. Garves (2023)

Agora repita esse procedimento passivamente. Posicione-se atrás do paciente e coloque uma das mãos sobre seu peito e a outra sobre sua escápula (ver Figura 20.12). Com toque firme e suavidade no movimento, mova passivamente o ombro direito do paciente, fazendo dez repetições para cada direção. Peça que ele repita o movimento sozinho, ativamente, para perceber se houve facilidade na execução do movimento e se ele conseguiu obter maior percepção do ombro direito.

Então, posicione-se na frente do paciente, que ainda se encontra em decúbito lateral. Apoie o pé e o joelho do paciente e mova passivamente o membro inferior direito, indo ora no sentido do pé, ora no sentido do joelho, num ritmo de balanceio, flexionando e estendendo o quadril e o joelho. O movimento deve ser agradável e você precisa se posicionar de tal forma que ele sinta o relaxamento do quadril. Certifique-se de que não esteja apertando de forma abrupta nem o joelho, nem o pé do paciente.

Após vinte repetições, aproximadamente, desse balanceio, peça-lhe que repita o movimento de forma ativa, arrastando a perna que está por cima e na frente da de baixo sobre o colchão ou colchonete. Perceba se o movimento ocorre de forma harmônica e sem dificuldades.

Peça para que o paciente gire novamente o ombro. Observe se o movimento de liberação do quadril facilitou a mobilidade do ombro. Você e o seu paciente constatarão como essas duas cinturas (escapular e pélvica) trabalham em conjunto. Quando conseguimos a liberação de uma, a outra também ganha em mobilidade. Peça, então, para o paciente repetir algumas vezes essa sequência de girar o ombro e depois arrastar a perna. Agora execute essa sequência para o ombro e a perna esquerda (decúbito lateral, com o ombro esquerdo voltado para cima).

Variação desse exercício: peça ao paciente que se deite em decúbito dorsal (de costas) e dobre sua perna direita. Levante alguns centímetros apenas a parte direita de seu quadril e faça dez repetições de movimento circular com o quadril direito (o quadril esquerdo deve permanecer apoiado no colchonete). Mude a direção do movimento. Apoie o quadril no colchonete. Mova agora, também em movimento circular, apenas o ombro direito do paciente, dez repetições no sentido horário e depois dez repetições no sentido anti-horário (a mão direita deve estar parada, encostada na maca ou no corpo).

Repita essa sequência de movimentos, ora movendo o quadril direito, ora o ombro direito. Observe como uma articulação livre possibilita ganho na outra. Faça os mesmos movimentos privilegiando agora o lado esquerdo.

Experimente massagear os músculos paravertebrais do paciente antes e depois dessa prática. Você poderá ficar surpreso ao perceber que o ganho que se tem com esses exercícios contribuirá para realizar um toque com mais profundidade sem provocar desconforto.

21

CONTRAINDICAÇÕES E CUIDADOS ESPECIAIS PARA REALIZAÇÃO DOS TOQUES TERAPÊUTICOS

Cada organismo possui necessidades únicas, por isso o terapeuta corporal deve analisar todas as condições — favoráveis ou desfavoráveis — antes da aplicação dos toques terapêuticos. É preciso ter clareza sobre os procedimentos necessários e úteis ao paciente, além de saber quais técnicas e manobras ele não pode receber.

Existem casos em que você não poderá aplicar a massagem de forma alguma. Em outros, precisará ter um cuidado especial com os procedimentos. Por exemplo, se o paciente estiver com uma inflamação local, ele não poderá receber uma massagem acompanhada de qualquer tipo de pressão, pois isso aumentará a lesão tissular, piorando seu quadro clínico. Por outro lado, realizando um toque circular com um bom óleo de massagem em alternância com compressa fria, você conseguirá reduzir o edema e obter um efeito de analgesia local. Nesse caso, você deverá ter segurança para desempenhar o toque apropriado que favoreça a irrigação e a restauração tecidual.

Assim, o terapeuta corporal deve desenvolver sua atenção e senso de observação para não cometer enganos em sua sessão e evitar determinados problemas.

Esteja atento para estes dois aspectos:

1. Quais as questões que você precisa perguntar ao paciente;

2. Quais os aspectos que você deve observar para desenvolver os cuidados necessários.

21.1. O que você precisa perguntar ao paciente

As perguntas a seguir podem ser feitas diretamente ao paciente ou podem estar reunidas em uma ficha que ele mesmo preenche. Em alguns casos, talvez seja necessário que o paciente assine um documento se responsabilizando pelas informações dadas, principalmente para ficar registrada qualquer omissão praticada por ele. Essa é uma questão que deve ser tratada com delicadeza, lembrando que a gentileza deve fazer parte do relacionamento que se estabelece entre terapeuta e paciente, respeitando sempre eventual vulnerabilidade que esse possa apresentar.

- Sente dores, onde e como?
- Tem algum problema de saúde?
- Tem históricos de doença familiar?
- Teve traumatismo ou lesões sérias que possam estar comprometendo a sua estrutura corporal?
- Tem osteoporose?
- Tem alguma doença infecciosa e/ou inflamações no corpo?
- Alguma doença de pele?
- Tem alergia a algum produto, como creme ou óleo de massagem[78]?
- Tem algum problema vascular, como varizes, ou pressão alta?
- Sofre de aneurisma?
- Submeteu-se a alguma cirurgia? Quando e qual?

Essas perguntas podem servir para sinalizar dificuldades ou impedimentos na realização de algum procedimento com os toques terapêuticos, e devem fazer parte de sua pesquisa investigatória.

21.2. O que você precisa observar em seu paciente

É extremamente relevante ao terapeuta corporal desenvolver a observação atenta sobre as condições clínicas do paciente.

Além das bactérias que já residem na pele de qualquer pessoa, o corpo é visitado por muitas outras, que se revezam entre si. Embora essa convivência não gere grandes problemas devido à alta proteção proporcionada por nossa "capa protetora", algumas lesões podem comprometer essa defesa. Quando isso acontece, agentes invasores indesejados podem provocar doenças. Em geral, são as bactérias ou os fungos adquiridos externamente

---

[78] Mesmo que ele não tenha qualquer reação alérgica pode ser que algum outro produto não seja recomendado. Se o paciente estiver se submetendo a algum tratamento homeopático, por exemplo, é comum que os médicos dessa área NÃO recomendem o uso de qualquer produto com cânfora, que, segundo eles, pode neutralizar os efeitos dos medicamentos homeopáticos.

(de outras pessoas ou objetos) os responsáveis por isso. Nesse sentido, o terapeuta corporal deve ter um conhecimento básico sobre a questão a fim de evitar contágios ou servir de agente transmissor.

Entretanto, o diagnóstico clínico é de alçada médica, e em muitos casos você deverá se dirigir a esse profissional para ter dele o aval sobre o procedimento corporal a ser realizado com o paciente, considerando eventuais efeitos colaterais que a massagem possa provocar. Obviamente você também precisará do consentimento do paciente para falar com seu médico.

A seguir relacionamos uma série de manifestações visíveis na pele que podem ajudar a compreender se as condições teciduais permitem a aplicação de uma sessão de massagem ou se é o caso de suspender ou adaptar a sessão. Na dúvida, não aplique a massagem, procure esclarecimento sobre as manifestações percebidas na pele antes de tocá-la. Certamente o assunto não se esgota nesta lista, lembrando que há muitos outros casos em que o bom senso deve prevalecer para evitar complicações futuras. Vamos aos detalhes.

Figura 21.1 – Veias varicosas

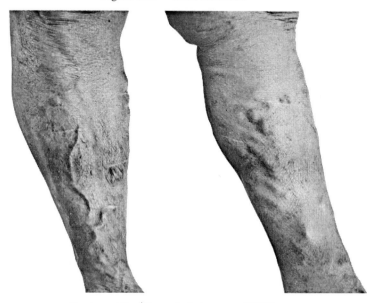

Fonte: roblan/Depositphotos.com (2012)

- Manifestações caracterizadas pela cor azul, dilatadas, alongadas e com perda de tonicidade são as **veias varicosas** (ver Figura 21.1), um tipo de varizes, doença comum das veias. A maioria das incidências ocorre nos membros inferiores. Não se deve massageá-las, pois há o risco de aumentar a dilatação dessas veias, complicando-se o quadro do paciente.

Figura 21.2 – Telangiectasias

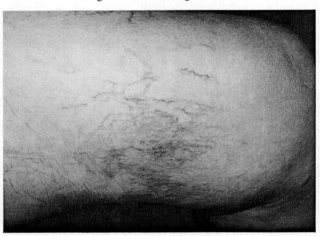

Fonte: roblan/Depositphotos.com (2022)

- Vermelhidão que se assemelha a uma pequena ramificação em árvore é outro tipo de varizes, conhecido como **derrames** ou **telangiectasias**, ou ainda como veias aranha (ver Figura 21.2). Também não se deve massagear, sobretudo com os toques terapêuticos profundos. Apesar disso, no entorno é importante um pouco de massagem de soltura para ajudar na descompressão dos prováveis tecidos que provocaram aumento de pressão local, levando consequentemente a esse tipo de varizes.

- **Alta temperatura corpórea (febre)** – A temperatura normal do corpo é algo em torno de 37 °C. Quando o indivíduo apresenta uma temperatura acima de 37,4 °C dizemos que ele está com febre, que é uma resposta imunológica do organismo no combate a vírus e bactérias. Sendo este um momento em que o corpo está trabalhando para eliminar agentes indesejáveis do organismo, alguns profissionais da saúde NÃO recomendam a aplicação de massagens. Em particular, considero que um toque suave pode ser favorável ao bom desfecho desse processo orgânico.

- É possível suspeitar que uma pessoa esteja com **osteoporose** — rarefações ósseas que tornam os ossos fracos e quebradiços — observando se sua postura é cifótica, ou seja, se sua coluna torácica está curvada para a frente. Entretanto só é possível ter essa certeza por meio do exame de densitometria óssea. Caso o resultado do exame comprove isso, seus cuidados com as massagens e manobras devem ser redobrados. Veja no Capítulo 8, "Tecido de suporte: cartilagens e ossos", os procedimentos para ajudar as pessoas com osteoporose.

- As **inflamações** são perceptíveis quando há calor, rubor (vermelhidão), edema e dor. O Método Meir Schneider – Self-Healing® realiza uma massagem suave e específica nos casos de inflamações em decorrência de traumatismo com lesões nos tecidos e também nos casos inflamatórios nas articulações, como em decorrência de artrite reumatoide.

- Nos casos de inflamações por infecções bacterianas, a massagem NÃO é indicada, pois as cápsulas de pus (uma combinação de glóbulos brancos mortos e bactérias) podem ser deslocadas para a corrente sanguínea e se espalhar pelo organismo, provocando uma grave infecção sistêmica.

Figura 21.3 – Eczema

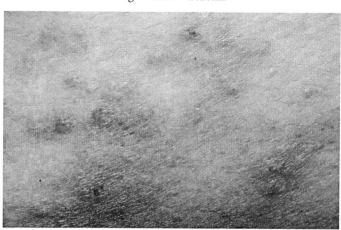

Fonte: panxunbin/Depositphotos.com (2012)

- Edemas com vermelhidão, bolhas, descamação, feridas e coceiras podem ser manifestação de **eczema** (ver Figura 21.3). Algumas delas são causadas por alergia. Sem cura, são controladas por medicamentos e orientações de um médico dermatologista. Quando lesões na pele ocorrem devido ao contato do agente agressor presente em algum objeto, como em um tecido sintético, recebe a denominação de **eczema de contato**. Não é contagioso, mas a massagem NÃO é indicada na área afetada.

Figura 21.4 – Psoríase

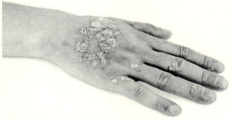

Fonte: 2Ban/Depositphotos.com (2017)

- Ao observar uma pele vermelha, escamosa, com uma espessa capa prateada, pode estar em contato com a **psoríase** (ver Figura 21.4), uma espécie crônica de dermatite. Não é contagiosa e a massagem deve ser evitada nas áreas afetadas. Locais comuns de manifestação da psoríase: couro cabeludo, joelhos, cotovelos, costas e nádegas.

Figura 21.5 – Herpes-zoster

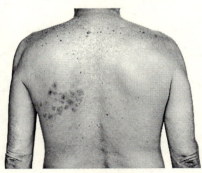

Fonte: vanploy/Depositphotos.com (2020)

- Também conhecido como **cobreiro**, o **herpes-zoster** (ver Figura 21.5) se apresenta inicialmente como uma vermelhidão da pele, depois começam a aparecer umas pequenas bolhas brancas (vesículas contendo o vírus). Após o rompimento das bolhas, e depois de uns sete dias, aproximadamente, forma-se uma crosta, finalizando o ciclo da doença. É contagioso e a pessoa não deve receber massagem no local. Caracteriza-se por se instalar em apenas um dos lados do corpo (lado direito ou esquerdo, a depender de onde vem a raiz nervosa contendo o vírus).

Figura 21.6 – Furúnculo

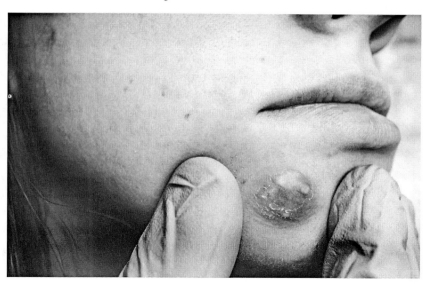

Fonte: andriano_cz/Depositphotos.com (2020)

- O **furúnculo** (ver Figura 21.6) se caracteriza por sua vermelhidão, pelo edema, por ser quente e duro, contendo pus em sua parte central. É um processo inflamatório do folículo piloso e não é contagioso. De tamanho variado, NÃO é indicado realizar massagem na área afetada. As áreas mais vulneráveis são: face, nádegas, axilas, coxas e pescoço.

Figura 21.7 – Foliculite

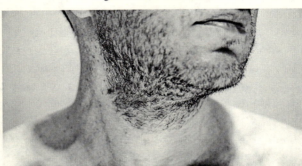

Fonte: doble.dphoto /Depositphotos.com (2019)

- O folículo piloso é uma estrutura dérmica localizado na profundidade da pele e é responsável pela formação de todos os pelos do corpo. Quando inflamado, forma a **foliculite** (ver Figura 21.7), umas manchas avermelhadas podendo conter pus. Essa inflamação se dá em razão de infecção bacteriana ou por fungos. Nesse caso, a massagem também não é indicada na área afetada.

Figura 21.8 – Impetigo

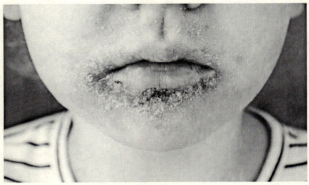

Fonte: FotoHelin /Depositphotos.com (2020)

- Algumas erupções com bolhas de cor amarelada recebem o nome de **impetigo** (ver Figura 21.8). São encontradas em qualquer pessoa, mas é mais comum em crianças de 3 aos 5 anos de idade. Trata-se de um tipo de infecção originada por bactérias. É transmitida pelo contato entre peles ou objetos que tenham esse tipo de bactéria, como brinquedos. A massagem é contraindicada para esses casos.

Figura 21.9 – Acne vulgar

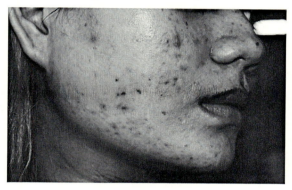

Fonte: zaynyinyi /Depositphotos.com (2021)

- A **acne vulgar** (ver Figura 21.9) ocorre com a obstrução dos poros (pequenos orifícios presentes na pele) em geral por células gordurosas, resultando em cravos brancos ou escuros. Embora não seja contagioso, esse processo pode favorecer a infecção de um tipo de bactéria. Não é indicado massagear a área afetada.

Figura 21.10 – Escaras

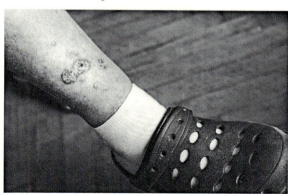

Fonte: rochu_2008/Depositphotos.com (2023)

- As **escaras** ou **úlceras de pressão** (ver Figura 21.10) podem ocorrer nos pacientes que ficam muito tempo numa mesma posição, acamados ou em cadeiras de rodas, provocando na área de pressão uma insuficiência sanguínea e de nutrientes aos tecidos. Pessoas que já têm alguma deficiência sanguínea são as mais vulneráveis a esse tipo de problema. Se a ferida não estiver aberta, é possível aplicar uma massagem suave com óleo ou creme que facilite a irrigação da área. Nesse caso, o terapeuta corporal deve verificar se não é importante esclarecer aos familiares sobre a necessidade de se mudar a posição do paciente várias vezes durante o dia para evitar esse tipo de problema. Existem no mercado almofadas e colchões apropriados para se evitar escaras.

21.3. Outros cuidados a considerar

- **Gravidez** – Nesse caso os cuidados devem ser direcionados no sentido de proporcionar uma boa postura para a gestante, de forma que ela consiga aliviar suas tensões em decorrência do sobrepeso na barriga e eventuais dores na região lombar. Ela deve ser bem posicionada na maca para receber as sessões terapêuticas. Em geral o melhor posicionamento é em decúbito lateral ou dorsal.

- **Dor em algum membro, como nos ombros, que impede determinada posição** – Nesse caso o terapeuta corporal deve buscar acomodar o paciente de forma que ele se sinta confortável na posição em que estiver para receber a sessão de toques terapêuticos. Pode ser interessante alternar as posições de decúbito durante uma mesma sessão. Nos casos em que o paciente só pode ficar em uma mesma posição, faça os ajustes necessários usando almofadas e rolos de espuma, procurando sempre minimizar sua dor.

PARTE VI

Condições para favorecer a aplicação do toque terapêutico

A postura, as tensões, a forma de respirar poderão interferir na qualidade dos toques terapêuticos, e com isso provocar sensação não muito agradável ao paciente. Por outro lado, o paciente e o próprio ambiente podem ser obstáculos para desenvolver uma boa relação entre terapeuta e paciente.

22

CONDIÇÕES RELATIVAS AO TERAPEUTA

22.1. Consciência corporal

Respiração livre – Uma respiração livre proporciona liberação de hormônios tranquilizantes para o indivíduo. Assim, o terapeuta que respira bem estará mais tranquilo do que se tiver com uma respiração curta. Esse estado proporciona melhor atenção ao paciente, enquanto o massageia.

Postura adequada – Procure manter suas costas bem alinhadas e os músculos paravertebrais bem-posicionados. Caso contrário, eles entrarão em fadiga e você se cansará com mais facilidade, interferindo na qualidade de sua sessão terapêutica. Uma boa opção é movimentar os ombros (girá-los de vez em quando). Se estiver sentado, procure mover o tronco; alterne sua postura.

Tensão corporal – Uma tensão num determinado segmento do corpo irá interferir em outra parte. Nesse padrão sequencial de transferência de tensões, inevitavelmente você acabará por enrijecer os ombros. Se esses estão tensos, seus braços e mãos também poderão comprometer a qualidade do toque terapêutico.

Preparo físico – Significa estar em condições físicas para atender bem o seu paciente, sem deixar de fazer eventuais manobras terapêuticas que ele possa estar necessitando em decorrência de uma indisponibilidade física. Independentemente de suas condições físicas, é importante considerar que sempre é possível realizar ajustes de toques e manobras. Por exemplo, se o seu paciente necessita liberar os músculos peitorais e você não consegue realizar a manobra que requer levantá-lo em decúbito lateral, apoiando-o pelas escápulas, você deverá procurar formas alternativas para conseguir esse objetivo, como puxar suas escápulas estando ele em decúbito ventral. Outro aspecto a considerar diz respeito ao cansaço. Não atenda mais pacientes do que consegue num único dia, e não deixe de ter as pausas necessárias para o devido descanso do seu organismo. No

Capítulo 3, "O desenvolvimento da sensibilidade e da força nas mãos do terapeuta corporal", você encontrará mais dicas a respeito da melhoria do condicionamento físico do terapeuta corporal.

22.2. Qualidade do toque

Presença de mão inteira ou parte dela – Mesmo que você esteja massageando apenas com os dedos, não deixe que seu paciente fique com a impressão somente dos dedos; permita que ele sinta a presença integral de suas mãos, reduzindo assim eventuais sensações desagradáveis quando realiza pressões localizadas. Você conseguirá mudar essa sensação alterando toques pontuais dos dedos com outros que envolvam outras partes do corpo e que necessitem da utilização das mãos como um todo. Procure envolver as duas mãos no processo da massagem.

Toque agradável – Lembre-se de sempre perguntar ao paciente se o seu toque está agradável ou se produz algum desconforto. Uma massagem não deve proporcionar sensações desagradáveis. Se esse for o caso, mude a pressão e procure obter do paciente mais informações a respeito do desconforto. Em casos de persistência na sensibilidade, é preciso que o paciente busque um especialista médico para obter mais informações sobre a sua condição clínica, pois isso pode indicar comprometimentos de partes lesionadas.

Postura de curiosidade – A curiosidade está sendo considerada aqui como aquela atitude de quem busca saber mais. Ao massagear, os dedos devem manter uma postura investigativa, atentos para qualquer "novidade" adicional que poderá alterar o seu procedimento nas massagens. Essa atitude poderá ajudar a conhecer a real necessidade do corpo (e do indivíduo) que está sendo massageado.

22.3. Qualidades pessoais

Domínio técnico – O conhecimento é a base não só para a assertividade da terapêutica, como também para a segurança a ser transmitida ao paciente, como terapeuta corporal. É importante saber que o conhecimento se consolida não apenas no dia a dia, com a experiência e com a prática clínica. Todo o conhecimento prévio é o alicerce para quem se inicia na prática da terapêutica, incluindo-se aí as bases de anatomia, fisiologia, patologia e as informações técnicas a serem empregadas para cada caso em particular. Isso tudo requer determinação e tempo para os estudos e reflexões. O domínio técnico também se dá recebendo massagens de outros colegas que aplicam o mesmo procedimento que você. Ao experimentá-lo em seu próprio corpo, poderá aprender mais sobre a terapêutica que adota, refinando a percepção consciente de seus detalhes técnicos.

Empatia – Trabalhar com massagem significa, entre outras coisas, envolvimento físico e energético entre terapeuta e paciente. Portanto, certa empatia se faz necessária.

Querer ajudar – Este é o quesito número um para poder desempenhar bem o papel de terapeuta corporal. Essa disposição deve ser a principal motivação do trabalho. O profissional do toque terapêutico deve cultivar esse interesse e saber que sua disposição ao bem do paciente deve vir em primeiro lugar.

Preparo emocional (não levar problemas pessoais para a situação de trabalho) – Podemos passar por situações inesperadas a todo instante e a forma como lidamos com essas dificuldades podem produzir efeitos diretos em nossos pacientes. Quando nos consideramos impossibilitados de reverter situações emocionais, podemos nos abalar com isso. Saber administrar essas instabilidades é uma arte que aprendemos ao longo de nossas vidas. O importante é que elas não alterem a qualidade do nosso trabalho. No que diz respeito à relação com os nossos pacientes, uma boa sacada é colocar o foco de atenção no paciente, independentemente da nossa situação emocional. Ele é único, aquele momento é único. Poder ajudá-lo pode ser também uma forma de nos ajudar na elevação do estado de identificação com as emoções negativas. Enquanto fazemos isso, nós também podemos nos fortalecer energética e emocionalmente, pois nossa autoidentificação mental estará agora a serviço do melhor que podemos fazer naquele momento. Se esse trabalho interno não for possível, o melhor é desmarcar o atendimento.

Estar presente – Embora pareça redundante, a ênfase dada aqui é de suma importância ao seu paciente, pois não foram poucas as vezes que pude observar profissionais que preferem dividir a atenção do paciente com notícias do rádio ou televisão. Estar presente em uma sessão significa estar com a atenção no paciente apenas. Representa dedicação empregada não só para a escuta, como também para qualquer percepção que possa vir da pessoa que está sendo trabalhada. Você percebe algo de diferente no corpo dela, desde a última sessão? Lembre-se de que suas mãos podem transmitir confiança se você estiver de fato favorecendo o seu paciente. Se a pessoa tem necessidade de conversar ou abordar algum assunto que seja pertinente ao vínculo criado por vocês, esse deve ser aprofundado, desde que não desvie o foco dos objetivos da sessão terapêutica. É comum, após algumas sessões de prática corporal, em que a entrega do corpo ocorre no mesmo nível da confiança estabelecida, que também surja amizade e possível necessidade em dividir assuntos pertinentes a esse vínculo afetivo.

Espontaneidade – Seja você com suas próprias características. Não queira jamais copiar um modelo de outro terapeuta. Tampouco tome atitudes que não sejam naturais na sua forma de trabalhar, pelo simples fato de querer agradar, pois, detrás desse "agradar", pode haver algo que não corresponda à sua integridade ou característica própria. Lembre-se, seu toque deve sempre ser movido pelas intenções que o antecedem. Se suas motivações estão realmente direcionadas para a ajuda, você terá muito maior facilidade para conduzir uma sessão terapêutica da forma mais fluida possível.

Evite as pré-opiniões e preconceitos – Considere que vivemos num mundo de diversidades e que, portanto, todo e qualquer juízo de valor que formulamos sobre nossos pacientes pode nos distanciar deles. E, no entanto, necessitamos dele próximo de nós para poder realizar um procedimento de cura. Caso você não possa se livrar dos pré-julgamentos em relação a um paciente, seria bom que você não o atendesse. Deixe-o livre para encontrar ajuda em alguém que seja capaz de compreender a sua forma de se expressar na vida, seja ela qual for.

23

CONDIÇÕES RELATIVAS AO PACIENTE

- Querer ou necessitar de ajuda do terapeuta e desse trabalho específico;

- Aceitar, se houver, o processo de doença ou moléstia; ou apenas aceitar-se. Se uma pessoa se encontra num processo crônico de saúde e não consegue aceitar o atual quadro, dificilmente ela se submeterá a qualquer processo terapêutico, principalmente esse, com uma abordagem metodológica em que ela é convidada a participar ativamente do tratamento, fazendo exercícios ou mesmo aumentando a percepção consciente do estado corporal. É natural que ela tente fugir o máximo de tudo que a faça confrontar-se com esse processo.

- Confiar ou permitir que, com o tempo, a confiança possa ser estabelecida a partir da experiência. Em virtude de experiências malsucedidas ou de desconforto no passado, muitas vezes a pessoa pode ter criado obstáculos que não lhe permitam entrar com facilidade num processo terapêutico. Muitas pessoas necessitam de tempo para adquirir confiança — ela deve ser conquistada.

- Respeito. Deve-se deixar claro no contrato inicial qual o intuito da sessão em curso, para que não haja surpresas indesejáveis durante o trabalho. Sabemos que as carências existem e que, muitas vezes, ao ser tocado, o paciente pode acessar sua parte mais instintiva, mesmo que em sã consciência esse não seja o seu objetivo. Nesses casos, você deve colocar os limites para não interferir nos objetivos terapêuticos previamente estabelecidos.

- Permitir-se ser tocado. A pessoa pode estar necessitando do seu trabalho, ter tido ótimas referências sobre seu profissionalismo e sobre os resultados de sua terapêutica, mesmo assim falta nela um item essencial. Ela não quer ser tocada, ou não quer ser tocada por você. Aceite isso, pois não vai rolar. Se for o caso, encaminhe-a para outro terapeuta ou sugira que procure outra abordagem de terapêutica. Ou simplesmente, recomende que ela o (a) procure em outro momento da vida dela, quando já estiver aceitando esse tipo de sessão.

Quando esses requisitos estão presentes na relação entre terapeuta e paciente, torna-se mais fácil ocorrer o processo de cura. Se faltar alguns desses (mesmo que subjetivamente), será difícil manter o vínculo. Com a prática e o envolvimento de ambos, tudo pode mudar.

24

CONDIÇÕES RELATIVAS AO AMBIENTE E OUTROS FATORES

24.1. Ambiente acolhedor

É muito importante que o ambiente seja agradável o suficiente para que o paciente se sinta bem recebido. Você deve pensar com cuidado nos objetos de decoração, pois tudo o que colocar ali como parte de sua mobília poderá significar algo ao seu paciente, fazendo-o se sentir em casa ou em um mundo estranho ou até hostil. É comum observamos objetos de grande significado para o terapeuta corporal, como símbolos religiosos ou de adoração. Porém, devemos observar se esse simbolismo sempre representará sentimentos agradáveis ao visitante. Não é preciso luxo ou ostentação. Muitas vezes um ambiente simples, com paredes claras e mobília estritamente necessária, pode ser a solução. Procure manter uma iluminação suave. Plantas nas áreas adequadas, sobretudo na entrada do seu espaço, podem ser interessantes para tornar o ambiente acolhedor. Aliás, ele deve ser calmo, sem ruídos, ou com sons que possam promover o relaxamento. Caso opte por música ambiente, observe se ela não interfere no seu trabalho ou no diálogo que possa se dar entre você e o seu paciente.

24.2. Onde atender o paciente: maca ou no chão

Tanto a maca quanto o tatame ou colchonete são necessários aos terapeutas corporais que se utilizam do Método Meir Schneider – Self-Healing®, pois a maca se torna o local mais apropriado para a realização das massagens e o tatame o local ideal para o paciente realizar exercícios.

A maca deve ser projetada de forma que sua altura esteja nivelada com a base do quadril do terapeuta. Essa altura também permite que o terapeuta possa realizar alguns dos toques terapêuticos sentado, sobretudo àquelas que requerem um tempo maior de duração no mesmo local, como as massagens de reconstrução e a neurológica.

A maca com altura abaixo da cintura do terapeuta também facilita a aplicação de determinadas manobras na posição de pé, sendo interessante ergonomicamente por evitar fadiga muscular no final da sua jornada de trabalho.

24.3. Óleo ou cremes para a realização das massagens

Conforme foi sugerido ao longo do livro, algumas técnicas de massagem necessitam de cremes ou óleos para poder deslizar as mãos e promover a aplicação mais ajustada. Além dos óleos, também são utilizados como lubrificantes para o deslizamento das mãos talcos e ceras. Para a aplicação das técnicas deste livro, a recomendação é apenas de óleo e creme.

A ideia de aquecer ou aquecer o mínimo possível o corpo do paciente com o toque terapêutico pode ajudar na definição entre creme ou óleo para as massagens.

Em geral o óleo aquece e o creme é mais frio. Assim, nas estações do ano em que o clima está mais quente, pode ser mais indicado o uso de creme, que deve ser de boa marca e de preferência neutro quanto ao aroma. Utilizando o mesmo princípio, o óleo é mais indicado para as temperaturas mais frias do ano, beneficiando o aquecimento corporal do paciente. De qualquer maneira, colocando o óleo ou o creme em suas mãos, você poderá aquecê-lo antes da aplicação no corpo do paciente.

Quanto à quantidade, isso dependerá de fatores como as condições de pele, se ressecada ou não, e a quantidade de pelos. Caso seja necessário, você pode retirar o excesso no final da sessão com um papel absorvente.

Os óleos minerais e compostos de lanolina não são indicados para as massagens, pois costumam obstruir os poros e provocar algum tipo de reação na pele. Os óleos mais comuns utilizados para a massagem encontrados no mercado são os de bétula, girassol, semente de uva e amêndoa doce. Os óleos que possuem algum tipo de aroma mentolado são contraindicados para as pessoas que fazem uso de medicamentos homeopáticos.

24.4. Quanto e como cobrar por suas sessões

Uma questão que pode representar fator de preocupação para o terapeuta corporal diz respeito a quanto cobrar por sua sessão. Seu preço deve ser justo, de forma a permitir que você possa não só manter-se e desenvolver-se profissionalmente, investindo em cursos e especializações, como também cobrir as despesas referentes ao espaço de atendimento.

Considerando essas necessidades e respeitando a sensibilidade pessoal de cada um, pode ser uma boa prática ter alguma reserva destinada a descontos financeiros de suas sessões para as pessoas que necessitem, tendo-se em vista as dificuldades individuais dos pacientes.

Evidentemente, o desconto não pode ser encarado de forma negativa. Pois, esse sentimento poderia "colocar" o paciente numa fragilidade maior que aquela em que já se encontra.

Por outro lado, o paciente, sendo estimulado a ser mais proativo com o próprio corpo, poderá encontrar condições mais otimistas e de superação que favorecerão sua prática corporal com maior sucesso, principalmente se ele estiver com alguma doença crônica. E para estar em tal estado, cabe ao terapeuta ajudar o paciente a perceber e romper eventuais padrões mentais de vitimização. Padrões esses que podem resultar num pedido de desconto para as sessões, das quais ele não necessita.

Procure o bom senso entre a real necessidade do paciente e a sua condição em poder conceder descontos. Valorize sempre o aspecto humano sem deixar de valorizar o seu trabalho. Seja generoso, mas esteja atento aos aspectos apontados.

24.5. Dicas ergonômica para o manuseio do paciente

Quando o paciente se encontra com dificuldades motoras, quando movimentar membros e mudar de decúbito se torna necessário apenas com a ajuda do terapeuta corporal, esse deverá saber movimentá-lo com o menor gasto de energia possível. Para evitar desgastes e cansaço no final de sua sessão, é importante que o terapeuta saiba utilizar bem o próprio corpo como alavanca. De forma simplificada, procure ficar o mais próximo possível do paciente ao manuseá-lo durante as mudanças de decúbito.

A seguir os passos de cada um dos movimentos necessários, considerando o paciente no chão.

Mudança de decúbito dorsal para ventral

Figura 24.1 – Manobra para mudança de decúbito dorsal para ventral

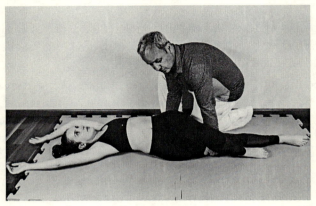

Fonte: L. C. Garves (2023)

Mantenha os braços do paciente acima e ao lado da cabeça. Mantenha sua mão direita apoiada no quadril esquerdo do paciente e a esquerda abaixo da perna direita, apoiando na coxa. Empurre o quadril direito e puxe a perna esquerda em direção ao seu corpo (ver Figura 24.1).

Mudança de decúbito ventral para dorsal

Figura 24.2 – Manobra para mudança de decúbito ventral para dorsal

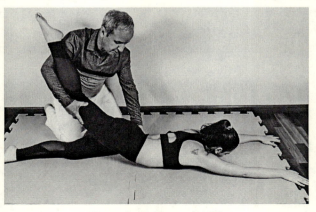

Fonte: L. C. Garves (2023)

Com o paciente deitado em decúbito ventral coloque os braços dele acima e aos lados da cabeça. Apoie uma de suas mãos no quadril esquerdo e a outra no joelho direito. Levante essa perna o suficiente para lhe dar impulso. Em seguida, puxe-o em sua direção até que fique em decúbito dorsal (ver Figura 24.2).

· Mudança de decúbito ventral para posição de pé

Figura 24.3 – Manobra para mudança de decúbito ventral para posição de pé – 1ª parte

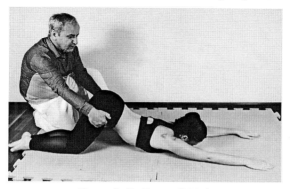

Fonte: L. C. Garves (2023)

Com o paciente em decúbito ventral, apoie e puxe o quadril dele para trás, deixando-o na posição de Alá (ver Figura 24.3).

Figura 24.4 – Manobra para mudança de decúbito ventral para posição de pé – 2ª parte

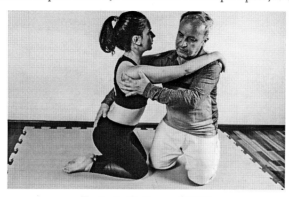

Fonte: L. C. Garves (2023)

Estando ele na posição de Alá, posicione-se à frente dele e, com os braços dele sobre o seu ombro, puxe-o em sua direção, deixando-o ajoelhado à sua frente (ver Figura 24.4).

Figura 24.5 – Manobra para mudança de decúbito ventral para posição de pé – 3ª parte

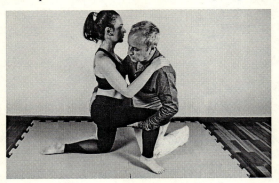

Fonte: L. C. Garves (2023)

Na sequência, com ele ajoelhado, puxe uma das pernas, mantendo o pé dessa perna firme no chão (ver Figura 24.5).

Figura 24.6 – Manobra para mudança de decúbito ventral para posição de pé – 4ª parte

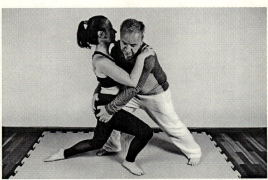

Fonte: L. C. Garves (2023)

Por último, coloque os braços do paciente sobre seu ombro e mantenha suas mãos sobre o sacro dele e puxe-o em sua direção até que ele fique na posição de pé (ver Figura 24.6).

25

CONCLUSÃO

Abordamos, nos capítulos anteriores, a necessidade de se aprimorar e atualizar o conhecimento técnico a fim de se obter a confiança necessária para o bom exercício de sua profissão. Embora tenhamos reforçado essa ideia, será que conhecimentos anteriormente aprendidos não poderiam ofuscar uma eventual necessidade da pessoa que está ali para ser atendida? O toque terapêutico deve ser utilizado sob a perspectiva de quem necessita sempre. Essa frase, por mais óbvia que possa parecer, merece uma atenção especial, pois corremos o risco de, sem nos darmos conta, querer comprovar para nós mesmos uma teoria já aprendida, fazendo com que ela prevaleça sobre as condições objetivas do paciente, da problemática que ele está nos trazendo. A necessidade a ser atendida é a do paciente e não a comprovação de uma teoria.

Estamos convidando você a perceber se os hábitos da sua rotina com os pacientes (antigos, recentes ou o mesmo em outras circunstâncias) não estão condicionando você a repetir a mesma sessão que acabou de concluir há 30 minutos. Com relação ao toque terapêutico, percebemos que isso pode ocorrer inúmeras vezes, principalmente com aqueles alunos que chegam até nós para os cursos de formação em Self-Healing, já com conhecimento e práticas de outras técnicas de trabalho corporal e de massagem.

25.1. A escuta

Além da forma de você tocar seu paciente, há também a questão da escuta. E essa deve ser atenta para não interferir no melhor entendimento sobre uma necessidade não dita e não expressa pelo seu paciente, no início do encontro. Corremos o risco do nosso saber atropelar o outro, chegar antes dele e obscurecer a manifestação daquilo que ele não conseguiu dizer, seja na linguagem verbal ou não verbal. Num primeiro contato com o paciente, deve-se perceber mais e priorizar menos seus próprios conceitos. Almejamos que o aprimoramento do ato de tocar deva ser em paralelo ao aperfeiçoamento de sentir o outro.

Nessa perspectiva, podemos preencher uma lacuna entre a técnica a ser aplicada e o saber anteriormente adquirido. Ao tratar um ser humano, devemos nos apresentar com o coração aberto, como quem o acolhe e recebe para dar o que ele necessita, e não o que achamos ser conveniente, ultrapassando as fronteiras do nosso intelecto.

Com essa intenção, sabemos que a fusão daquilo que você sabe (aprendeu como técnica oriunda do saber científico) com aquilo que o corpo do paciente pede (percebido pelo exercício da escuta) resultará numa resposta que seguramente atenderá às necessidades dele.

Para isso, é importante que você fique também atento ao movimento do paciente. Com que qualidade ele está se movendo? Com que amplitude? A necessidade que está entranhada no corpo tende a se manifestar quando nos movemos.

REFERÊNCIAS

BACKUS, D. *et al.* Impact of massage therapy on fatigue, pain, and spasticity in people with multiple sclerosis: a pilot study. *Int. J. Ther. Massage Bodywork*, [s. l.], v. 9, n. 4, p. 4-13, 2016.

BARNES, M. F. The basic science of myofascial release: morphologic change in connective tissue. *J. Bodywork Mov. Ther.*, [s. l.], v. 1, n. 4, p. 231-238, 1997.

BECK, M.F. *Theory & practice of therapeutic massage*. 6. ed. Nova York: Milady: Cengage Learning, 2016.

BIENFAIT, M. *As bases da fisiologia da terapia manual.* São Paulo: Summus, 2000.

CELENY, S. T.; KAYA, D. O.; UCURUM, S. G. Adding connective tissue manipulation to physiotherapy for chronic low back pain improves pain, mobility, and well-being: a randomized controlled trial. *J. Exercise Rehab.*, [s. l.], v. 15, n. 2, p. 308-315, 2019.

CHAN, M. E.; UZER, G.; RUBIN, C. T. The potential benefits and inherent risks of vibration as a non-drug therapy for the prevention and treatment of osteoporosis. *Curr. Osteoporos Rep.*, [s. l.], v. 11, n. 1, p. 36-44, 2013.

CHAVES, N. *A saúde dos seus olhos*: luz, escuridão e movimento. Rio de Janeiro: Imago, 2002.

CIEŚLIK, B. *et al.* The effect of a single massage based on the tensegrity principle on postural stability in young women. *J. Back Musculoskelet Rehabil.*, [s. l.], v. 30, n. 6, p. 1197-1202, 2017.

CLAY, J. H.; POUNDS, D. M. *Massoterapia clínica*: integrando anatomia e tratamento. São Paulo: Manole, 2003.

DIEGO, M. A.; FIELD, T. Moderate pressure massagem elicits a parasympathetic nervous system response. *Intern. J. Neurosci.*, [s. l.], v. 119, n. 5, p. 630-638, 2009.

FIELD, T. Massage therapy research review. *Compl. Ther. Clin. Practice*, [s. l.], v. 24, v. 24, p. 19-31, 2016.

FIELD, T.; DIEGO, M.; HERNANDEZ-REIF, M. Massage therapy research. *Dev. Rev.*, [s. l.], v. 27, n. 1, p. 75-89, 2007.

FIELD, T. Moderate pressure is essential for massage therapy effects. *Intern. J. Neurosci.*, [s. l.], v. 120, n. 5, p. 381-385, 2010.

FIELD, T. Cortisol decreases and serotonin and dopamine increase following massage therapy. *Intern. J. Neurosci.*, [s. l.], v. 115, n. 10, p. 1397-1413, 2005.

FIELD, T. *et al.* Fibromyalgia pain and substance P decrease and sleep improves after massage therapy. *J. Clin. Rheumatol.*, [s. l.], v. 8, n. 2, p. 72-76, 2002.

FRATINI, A.; BONCI, T.; BULL, A. M. J. Whole body vibration treatments in postmenopausal women can improve bone mineral density: results of a stimulus focussed meta-analysis. *PLoS One*, [s. l.], v. 11, n. 12, p. 1-16, 2016.

GALLUP, C. *Effects of the Meir Schneider Self-Healing Method on muscular dystrophy.* San Francisco: San Francisco State University Faculty, 1997.

GARVES, W. C. *Exercício de andar de costas*: uma prática do Método Self-Healing de Meir Schneider sob a ótica da biomecânica e da neurociência. Monografia (Trabalho de Conclusão de Curso de Especialização em Fisiologia, Biomecânica, Traumatologia e Reabilitação do Exercício e do Esporte) – Instituto de Ortopedia e Traumatologia da Faculdade de Medicina da Universidade de São Paulo, Universidade de São Paulo, 2006, São Paulo.

GARVES, W. C. *et al.* Promoção da saúde na gestão de pessoas: experiência no contexto da gestão pública. *Revista Interdisciplinar de promoção da saúde*, [s. l.], v. 1, n. 2, p. 112-118, 2018.

GERSHON, M. D. *O segundo cérebro.* Rio de Janeiro: Campus, 2000.

GUSI, N.; RAIMUNDO, A.; LEAL, A. Low-frequency vibratory exercise reduces the risk of bone fracture more than walking: a randomized controlled trial. *BMC Musculoskeletal Disorders*, [s. l.], v. 7, n. 92, p. 1-8, 2006.

JARMEY, C. *Músculos*: uma abordagem concisa. São Paulo: Manole, 2008.

KIM, I. H.; KIM, T. Y.; KO, Y. W. The effect of a scalp massage on stress hormone, blood pressure, and heart rate of healthy female. *J. Phys. Ther. Sci.*, [s. l.], v. 28, n. 10, p. 2703-2707, 2016.

LI, H. *et al.* Applying vibration in early postmenopausal osteoporosis promotes osteogenic differentiation of bone marrow-derived mesenchymal stem cells and suppresses postmenopausal osteoporosis progression. *Biosci. Reports*, [s. l.], v. 39, n. 9, p. 1-11, 2019a.

LI, H. Foot massage evokes oxytocin release and activation of orbitofrontal cortex and superior temporal sulcus. *Psychoneuroendocrinol.*, [s. l.], v. 101, p. 193-203, 2019b.

McGILLICUDDY, M. *Massagem para o desempenho esportivo*. Porto Alegre: Artmed, 2012.

NASCIMENTO, B. *et al.* A distrofia muscular e o método Self-Healing. *Autocura e movimento*, [s. l.], 2015. Disponível em: https://autocuraemovimento.com.br/a--distrofia-muscular-e-o-metodo-self-%c2%ad-healing. Acesso em: 17 maio 2023.

NEGAHBAN, H.; REZAIE, S.; GOHARPEY, S. Massage therapy and exercise therapy in patients with multiple sclerosis: a randomized controlled pilot study. *Clin. Rehabilitation*, [s. l.], v. 27, n. 12, p. 1126-1136, 2013.

OLIVEIRA, M. L. *et al.* Mechanical vibration preserves bone structure in rats treated with glucocorticoids. *Bone*, [s. l.], v. 46, n. 6, p. 1516-1521, 2010.

OLIVEIRA, F. R. *et al.* Massage therapy in cortisol circadian rhythm, pain intensity, perceived stress index and quality of life of fibromyalgia syndrome patients. *Compl. Ther. Clin. Practice*, [s. l.], v. 30, p. 85-90, 2018.

PARK, J. *et al.* Application of massage for ankle joint flexibility and balance. *J. Phys. Ther. Sci.*, [s. l.], v. 29, n. 5, p. 789-792, 2017.

PINTO, J. M. *Aprender uma nova forma de viver o corpo*: o desenvolvimento da consciência corporal e o ensino no método Self-Healing. Tese (Doutorado em Metodologia do Ensino) – Centro de Educação e Ciências Humanas, UFSCar, São Carlos, 1998.

PINTO, J. M.; SOARES, L. B. T. *Método Meir Schneider de Autocura (Self-Healing)*. São Paulo: Hucitec, 2003.

PÓVOA, H. *O cérebro desconhecido*. São Paulo: Objetiva, 2002.

SANTOS, A. *Diagnóstico clínico postural*: um guia prático. São Paulo: Summus, 2001.

SCHLEIP, R. Fascial plasticity – a new neurobiological explanation: part 1. *J. Bodywork Mov. Ther.*, [s. l.], v. 7, p. 11-19, 2003a.

SCHLEIP, R. Fascial plasticity – a new neurobiological explanation: part 2. *J. Bodywork Mov. Ther.*, [s. l.], v. 7, p. 104-116, 2003b.

SCHNEIDER, M. *Manual de Autocura (Método Self-Healing)*. São Paulo: Triom, 1998. v. 1.

SCHNEIDER, M. *Manual de Autocura (Meir Schneider)*. São Paulo: Triom, 1999. v. 2.

SCHNEIDER, M. *Movimento para a autocura*. São Paulo: Cultrix, 2005.

SCHNEIDER, M. *Saúde visual por toda a vida*. São Paulo: Cultrix, 2012.

SEFTON, J. M. *et al.* therapeutic massage of the neck and shoulders produces changes in peripheral blood flow when assessed with dynamic infrared thermography. *The Journal of Alternative and Complementary Medicine*, Nova York, v. 6, v. 7, p. 723-732, jul. 2010.

SOARES, L. B. T. *Eficácia do Método Meir Schneider de autocuidado em pessoas com distrofias musculares progressivas*: ensaio clínico fase II. Tese (Doutorado em Saúde Coletiva) – Departamento de Medicina Preventiva, Unicamp, Campinas, 1999.

SPENCE, A. *Anatomia humana básica*. São Paulo: Manole, 1991.

SUN, X. *et al.* Analysis of electroencephalogram of patients with specific low back pain with the massage treatment. *Annu. Int. Conf. IEEE Eng. Med. Biol. Soc.*, [s. l.], p. 479-483, 2017.

WAJNGARTEN, M. *Coração*: manual do proprietário – tudo o que você precisa saber para viver bem. São Paulo: MG Editores, 2002.

WASSERMAN, J. B. *et al.* Effect of soft tissue mobilization techniques on adhesion-related pain and function in the abdomen: a systematic review. *J. Bodywork Mov. Ther.*, [s. l.], v. 23, n. 2, p. 262-269, 2019.

WIKSTROM, E. A. *et al.* Comparative effectiveness of plantar-massage techniques on postural control in those with chronic ankle instability. *J. Athletic Training*, [s. l.], v. 52, n. 7, p. 629-635, 2017.

WILSON, P. *Calma no trabalho*. São Paulo: Cultrix, 2005.

YEUN, Y. R. Effectiveness of massage therapy for shoulder pain: a systematic review and meta-analysis. *J. Phys. Ther. Sci.*, [s. l.], v. 29, n. 5, p. 936-940, 2017a.

YEUN, Y. R. Effectiveness of massage therapy on the range of motion of the shoulder: a systematic review and meta-analysis. *J. Phys. Ther. Sci.*, [s. l.], v. 29, n. 2, p. 365-369, 2017b.

YILDIRIM, D.; CAN, G.;TALU, G. K. The efficacy of abdominal massage in managing opioid-induced constipation. *Eur. J. Oncol. Nurs.*, [s. l.], v. 41, p. 110-119, 2019.

ZALPOUR, C. *Anatomia e fisiologia para fisioterapeutas*. São Paulo: Santos, 2005.